Ⓢ新潮新書

小柳 仁
KOYANAGI Hitoshi

心臓にいい話

181

新潮社

はじめに――今なぜ「心臓にいい話」なのか

今世紀、人類はいまだかつて経験したことのない超高齢化社会を迎えます。日本人の平均寿命が男女とも毎年世界の記録を更新していることは、皆さんもよくご存知のとおりです。

その日本人の約15％は、心臓病（心臓の病気と大血管の病気）で死亡しています。しかもこの数字は年々増加しているのです。心臓病の8割は動脈硬化性の狭心症、心筋梗塞、大動脈瘤などです。動脈硬化性の病気には、ほかに脳梗塞など脳血管の病気がありますが、これが死因でいうとやはり15％くらい。心臓病と脳血管疾患とを合わせると約30％、がんによる死亡率と同じです。

つまり、現代の日本人の約6割は動脈硬化かがんで亡くなる。この動脈硬化の最大の原因が、高齢化と生活習慣なのです。

動脈硬化は結果として心臓病や脳血管の病気を引き起こしますが、その本質は老化です。動脈硬化がおきなければ人類は不老不死ですが、そんなことはありえません。15～20歳を過ぎると、人間は誰しも動脈硬化が芽生えます。さらに40歳を過ぎれば、生活習慣、社会生活のストレスも加味され、動脈硬化は加速されます。

「ヒトは血管とともに老いる」とはアメリカで活躍した内科学の権威ウィリアム・オスラーの名言ですが、100年も前のこの言葉が最も今日的な意味を持つのは、この私共の国、日本においてです。世界に類を見ない高齢化社会、生活の欧米化、激しい競争からくるストレスなど、血管の老化にとって都合の悪い因子ばかりのこの国で、心臓病の診療と予防の重要性は増すばかりです。


ここで、簡単に自己紹介をしておきましょう。

私は開心術が始まったばかりの1960年代の初め、日野原重明、榊原仟《しげる》という2人の巨人に導かれるようにしてこの循環器病の分野に入り、生涯をかけてしまった人間です。手術前夜、針金とペンチとガラス管とビニール管とで人工心肺の回路を自ら作り、人工呼吸器すらなかったため麻酔器のバッグ（酸素を送る袋状のもの）を握ったまま一夜を明かすこともありました。集中治療室の片隅で、83日間連続当直をしたこともあります。

解剖学のよい教科書がなく、箱根の山を世界地図で歩くような日々でもありました。ですから私の書いた論文や本には、心臓の解剖学、生理学、心臓カテーテル、血管造影法、人工臓器など、およそ心臓外科の臨床の前段階のものも多く含まれています。それが最終的には補助人工心臓と心臓移植の臨床にまで辿り着いたのですから、分業化・専門化の進んだ今日では考えられない豊かな経験をしたものです。そういう意味で私は、幸せな医師でもありました。

40年の心臓外科医としての生活の後は、循環器病にとどまらず、この国の医療のかたち全体を考えながら5年を過ごしました。メスを手放したこの5年間に、私は〝血まみれ〟の40年間とはまったく異なる社会の側面を垣間見たことで、人の話を良く聞き、人に対してゆっくり語りかけるようになりました。忙がしかった現役時代を懐かしく思う反面、恥ずかしく、反省する日々でもあります。

かつてともに働いた同僚や後輩たちは、最近の私を見て「信じられない」と言いますが、本人にしてみれば、この年齢になってさらに成長したのだと言いたいところです。目の前の患者さんと話をしていると、医師として今こそが自分の旬だと思える。これが、いま私が『心臓にいい話』を書いた理由です。


ひとつ申し上げておきたいのは、この本は「これを読んだらもう大丈夫」というようなな、ゴマすりめいた心地よいことばかり並べた本ではないということです。心臓病の多くは動脈硬化が原因です。生活習慣も関係します。本質は老化でもありますので、これに抵抗することは決して易しいことではありません。

しかし、皆さんの住んでいる現代の日本という国は、循環器病と戦うのに適したすばらしい国なのです。

まず、医療の技術レベルは疑いもなく一流です。世界の最先端の医学は、この国の現場の医療技術に反映されています。医療費も、多くの場合せいぜい3割の自己負担を覚悟すれば、残りの7割は保険制度がカバーしてくれます。それは補助人工心臓や心臓移植についても同様で、日本では保険制度が全国民を支援しています。

次が、救急医療の現場です。1億2000万が密集して居住する日本の国土には、世界に冠たる情報伝達網と交通システムがあり、全国民が15〜30分で循環器専門医のいる病院に運ばれ、有効な治療が開始できるようになっています。救急車には救急救命士が同乗し、搬送中も気管内挿管や電気ショック、強心剤の注入まで行ないます。地域の差なく救急医療が展開できている、このような国家はあまりありません。

ところで、その技術レベルを支えるマンパワーはどうでしょうか。技師とか看護師の協力も大切ですが、何といっても技術レベルを支えるのは医師であると思います。私は長い間、医師の教育をしてきました。1人の医師が誕生するまでのストーリーは簡単ではありません。彼らはみな少年少女時代からよく勉強し、家族もそれに協力しています。医師を目指した動機は一般に想像されるより純粋で、要は子どもの頃に「人のために働く」ことに意味を発見できたかどうかです。

激しい競争を経て医学部に入り、数多くの試験を克服して医師となるのは、早くても

24歳。医学部は6年制ですから、他の学部より2年遅れです。それから2年間の研修医生活を経て専門科に分かれ、さらにレジデントと呼ばれる研修を続けます。数年で一人前の格好がつく科もありますし、外科のように技術が重要で責任の重い科では、30歳台後半でも〝奴隷頭《どれいがしら》〟くらいのものでしょう。ちなみに外科は、汚い、危険、給料が安いなど「8K」と言われています。

昨今、医療事故と医療訴訟が多くなるにつれて、死亡例に多く遭遇する科や労働条件の厳しい科、つまり外科、産婦人科、小児科などへの志望者が激減しています。しかし、この国も捨てたものではありません。このような現実の中でも、循環器内科、心臓血管外科を合わせ約3万人の医師が、この過酷で厳しい仕事に携わっているのです。

本書の目的のひとつは、技術に優れ、システムも改善されたこの国で、さらに「心臓病で亡くなるなんてことは、あってはいけない」と固く信じて仕事をしている医師が多数いるということをお伝えし、医療に対する信頼と安心を取り戻していただくことにあります。長年やってきた医師の本音を聞くことは、結果として「あなたの心臓にとって、いい話」となるはずです。

心臓にいい話——目次

おわりに――「40歳の成人式」のすすめ

図2、3、9、11、12　山中泰平

1、意外に知られていない心臓の知識

神秘の臓器

心臓は、自ら音を出す唯一の臓器です。人間の体は、声帯を震わせれば声は出るし、お腹がゴロゴロしたり、おならが出ることもある。しかしながら、私たちの意思とは無関係に、定期的に音が聞こえてくるような臓器はほかにありません。

持ち主が死ぬまでずっと動き続けていて、嬉しかったり興奮したりすると鼓動が早くなる。その様子は、視覚・聴覚・触覚によって身体の外からもよくわかります。また動物の心臓を切り出してみると、それ自身に意思があるかのように、しばらくはピクピクと動いている。

そうしたことは古くから知られていたので、心臓の存在はつねに人びとの関心を集めてきました。にもかかわらず、心臓自体のくわしいことはごく最近まで、ほとんど何もわかっていなかったのも事実です。

皆さんもご存知のスペイン北部、アルタミラ洞窟に描かれた壁画の動物の胸には、赤い色でハートのような形が記されている。それは私には、古代人が狩猟技術を伝えるために描いたもののように見えます。経験上、心臓が急所だということは、彼らにもわかっていたのでしょう。身体のほかの部分を狙っても動物は立ち上がって逃げるかもしれないから、心臓を刺せと子孫に教えたのではないか。アルタミラの壁画は、心臓が描かれた一番古い図像だと私は思っています。

心臓が急所であることは、当時もいまも変わりません。ですから手術をする際には、インフォームド・コンセントのはじめに患者さんに「何万年も前から人間が急所だと知っていた心臓という臓器を、手術しなければなりません」というお話をすることもあります。

中世のキリスト教には、心臓信仰というものもありました。ハプスブルク家では埋葬時に遺体から内臓を取り出す習慣があり、心臓はほかの臓器とは区別して、銀製の器に入れて保管しています。またパリのモンマルトルの丘にそびえるサクレ・クール寺院のサクレ・クールとは、「聖心《みこころ》」と訳される場合もありますが、文字通りイエスの「聖なる心臓」のこと。心臓を魂の座として特別な臓器とみなす考え方は、欧州各地で近代まで続きました。

5000年で数センチ

このように神秘的な領域であり続けた心臓ですが、ルネッサンスが訪れた15世紀の末にはレオナルド・ダ・ヴィンチがかの有名な解剖図を描きました。近代の解剖学はダ・ヴィンチに始まると言われます。この目で見たものしか信じないという実証科学が幕開けを迎えたのです。

ダ・ヴィンチは数学者であり、天文学者であり、エンジニアであり、画家であり、彫刻家であるという、何でもござれの知識人です。彼の解剖図は非常に詳細で、冠状動脈も心室も弁膜も、みな正確に捉えています【図1】。というのも彼は想像ではなく、実際に死体置き場で解剖に立ち会ってスケッチしたからです。死因としての動脈硬化を発見したのも、ほかならぬダ・ヴィンチでした。

しかしそれ以降も、心臓の病気を治療するということに関しては、ごく最近まで何の

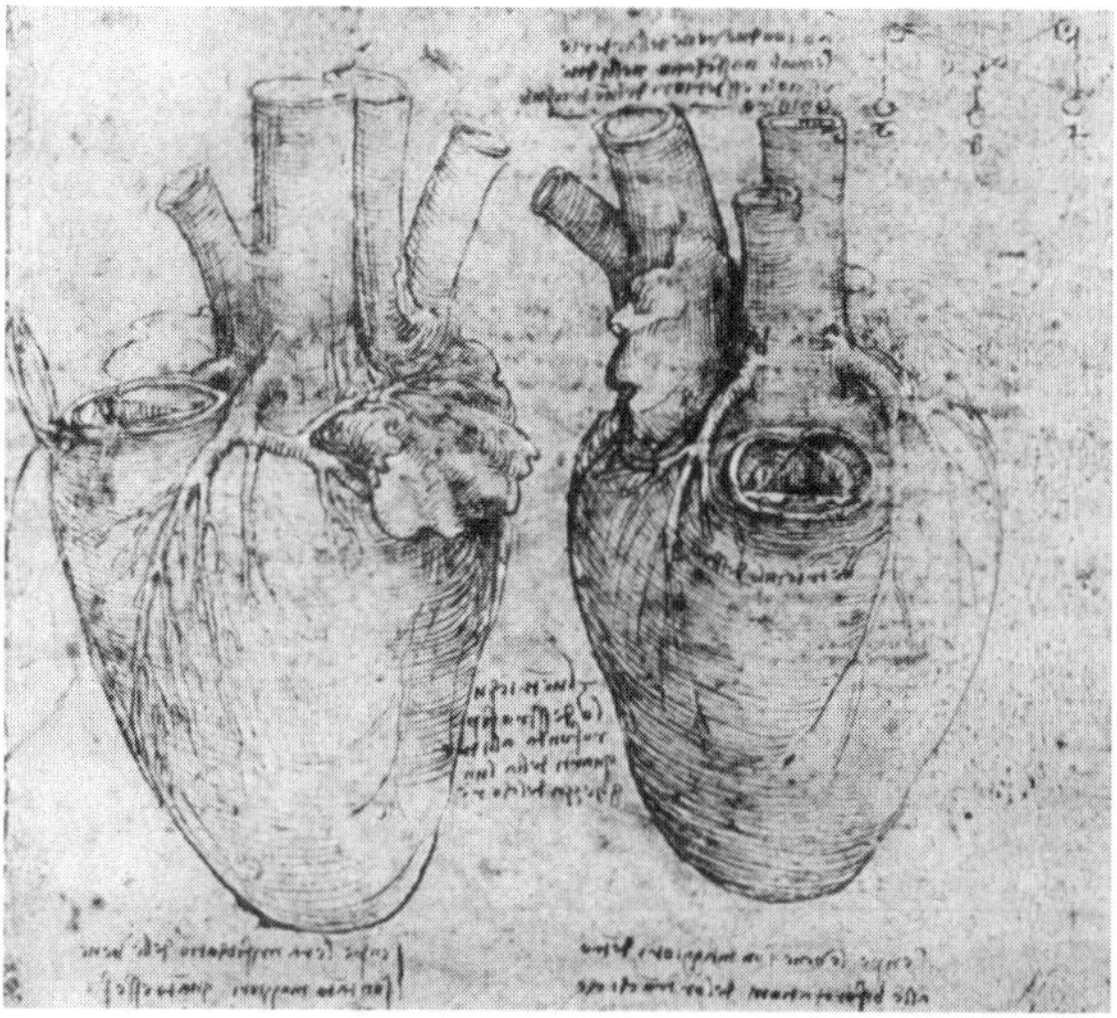

【図1】現代の解剖学の知識に照らしても正確なスケッチ

進歩も見られませんでした。それが、心臓という臓器の歴史を振り返ってみたときの、他の臓器と異なるひとつの大きな特徴です。

一旦ルネッサンスで光を当てられた科学の多くの分野は、近代を通じて徐々に進歩してゆきましたが、医学の中でも、こと心臓に関しては診断も治療もあまりに難しすぎたようです。胃にしても、肝臓にしても、脳にしても、その臓器に近づくことは容易で、血流さえ遮断すれば手術もできます。しかし心臓に流れる血を止めたら患者は死んでしまうし、切開すれば出血死してしまうのですから、手術はあり得ないものにみえた。それどころか、生きたままで異常を確認することすら難しかったのです。心臓に関する科学が進んでいたとはいえない有様でした。

古代エジプトでは、脳を含む全身の外科的な手術がすでに行なわれていました。彼らは遺体をミイラにするために内臓を取り出したりしていましたから、人体のことがかなりわかっていたのでしょう。そのエジプトでも、心臓外科を行なっていた形跡はありません。胃の手術で有名な19世紀のドイツ人外科医ビルロートですら、「心臓にメスを加えようとする外科医は、仲間の尊敬を失うだろう」と言っています。

心臓手術が現実のものになったのは、20世紀初頭のことでした。それ以来、この分野では解剖学や生理学という基礎医学と臨床の治療とが一緒に進歩をとげてきました。実際に治療をしながら心臓に触れることによって、さまざまなことがわかってきて、ここ50年くらいで循環器病学や心臓病学が急激に進歩したのです。それは時期的には、飛行機の発達と軌を一にしているようにもみえます。後にも述べますが、最初の人工心肺装置を作ったのが、かの大西洋単独横断飛行に成功したチャールズ・リンドバーグ（19

02－1974）だったというのも面白い符合です。

心臓外科の世界には、「胸壁から心臓までの距離はわずか数センチだけれども、到達するまでに5000年の年月を要した」という名言があります。心臓がそれだけ近づきにくい、〝危険な〟臓器だったということを言っているのでしょう。

心臓はユニバーサルデザイン

私たちの生命は、ひとつひとつの細胞が活動することで成り立っています。その細胞に酸素と栄養素を供給するのが血液です。その血液を、何十年間も休まず一定のリズムで全身に送りだしているのが、心臓というポンプなのです。

人間、見た目は違っても、中を開けば多くの部分は同じ。だから医学は世界の共通言語たりうるし、臓器移植もできる。素晴らしいことに、医学の教科書は法学や経済学とは違って万国共通です。心臓病学だけでなく、臓器移植、人工臓器、再生医学などの分野においても、全世界で激しい競争が繰り広げられています。それらは、アジア人種とコーカサス人種との違いなどに多少の議論はあっても、科学上の不変の成果を求める公平公正な競争です。

ほかの臓器もだいたい同じですが、心臓でも人種や男女の差は、医学的にはまったく指摘されていません。標準的な大人の心臓の大きさは、だいたい握りこぶし程度で重さは約300g。体表面積に比例するため、体重と身長から割り出した数値が臓器移植のマッチングにも使われています。

生活習慣は人それぞれですから、動脈硬化の進んだ心臓は脂だらけでまっ黄色というようなことはある。しかし、胸郭内の臓器の位置関係が変わっていればそれは奇形で、そういうことは滅多にありません。

心臓は収縮と拡張を繰り返して、血液を押し出しています。その際に血管にかかる圧力を血圧といい、よく「上が120で下が80」などと表現されます。この「上」というのは最高血圧すなわち心臓が収縮した状態での圧力で、「下」は最低血圧すなわち心臓が拡張した状態での動脈圧のことです。単位は㎜Hg（ミリメートル水銀柱）で、水銀柱をどれだけ押し上げることができるかで計測されています。

この水銀柱に例えれば容易に想像していただけるでしょうが、同じ哺乳類ならば、心

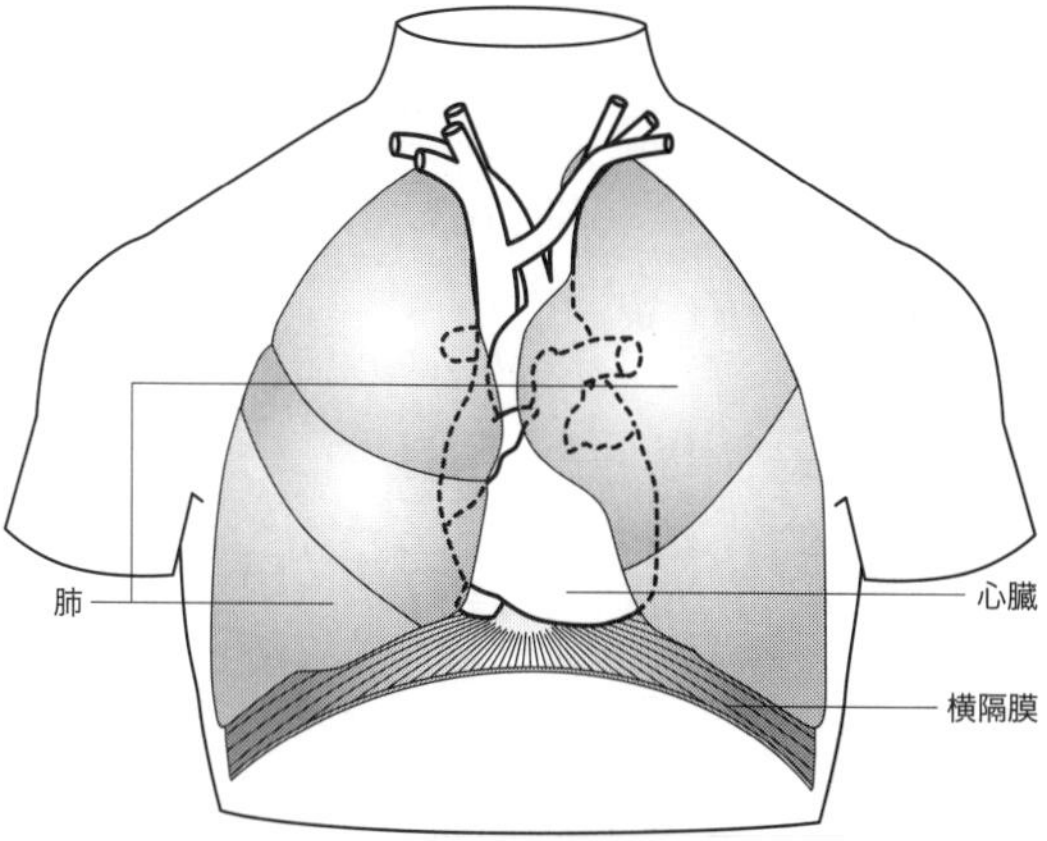

【図2】心臓の位置

臓より頭が上にあればあるほど高い血圧が必要になります。たとえば、キリンの左心室の圧力というのはかなり高いのです。あとは、小さい動物ほど脈が速く、大きい動物は脈が遅い。以前、『ゾウの時間ネズミの時間』という本がベストセラーになりました。これは、動物の一生の脈の数はだいたい同じなので、脈の速さによって寿命が決まるという話でしたね。

心臓の仕組み

まずは、やさしい心臓の解剖学からはじめましょう。

胸部の真ん中のあたりに心臓があり、手

で触れるとゴトゴトと響きます。これは心臓が収縮する音で、同時に手や首も脈打っています。前面を覆う胸壁の下には、真ん中に心膜に包まれた心臓があり、左右に肺があります。

心臓はよく言われるように左胸にあるわけではなく、心臓大血管というように胸の真ん中にある大きな血管に、リンゴのようにぶら下がっています。そのぶら下がり方がやや左に寄っているので、左の肺は心臓に圧迫されていて少し小さく、2つに分かれている。右の肺は3つです。胸の中の大きな臓器は、心臓と左右の肺だけです【図2】。

その心臓は、心膜液で満たされた心膜に包まれています。この心膜は、心臓を保護する役割を果たす袋です。心臓の両隣にある肺は呼吸のたびに心臓とは別の周期で動き続けていますし、また大血管というのは心臓とは別のシステムですから、肺と大血管を心臓から隔ててやらなくてはならない。

この袋の中に、心臓が絶え間なく動いてもこすれないように、心膜液という潤滑油が入っているのです。ただし心膜の中は閉鎖された空間ですから、もし心臓から出血して血液が溜まれば、心臓を守るどころか、心臓タンポナーデという圧迫症状を起こしてし

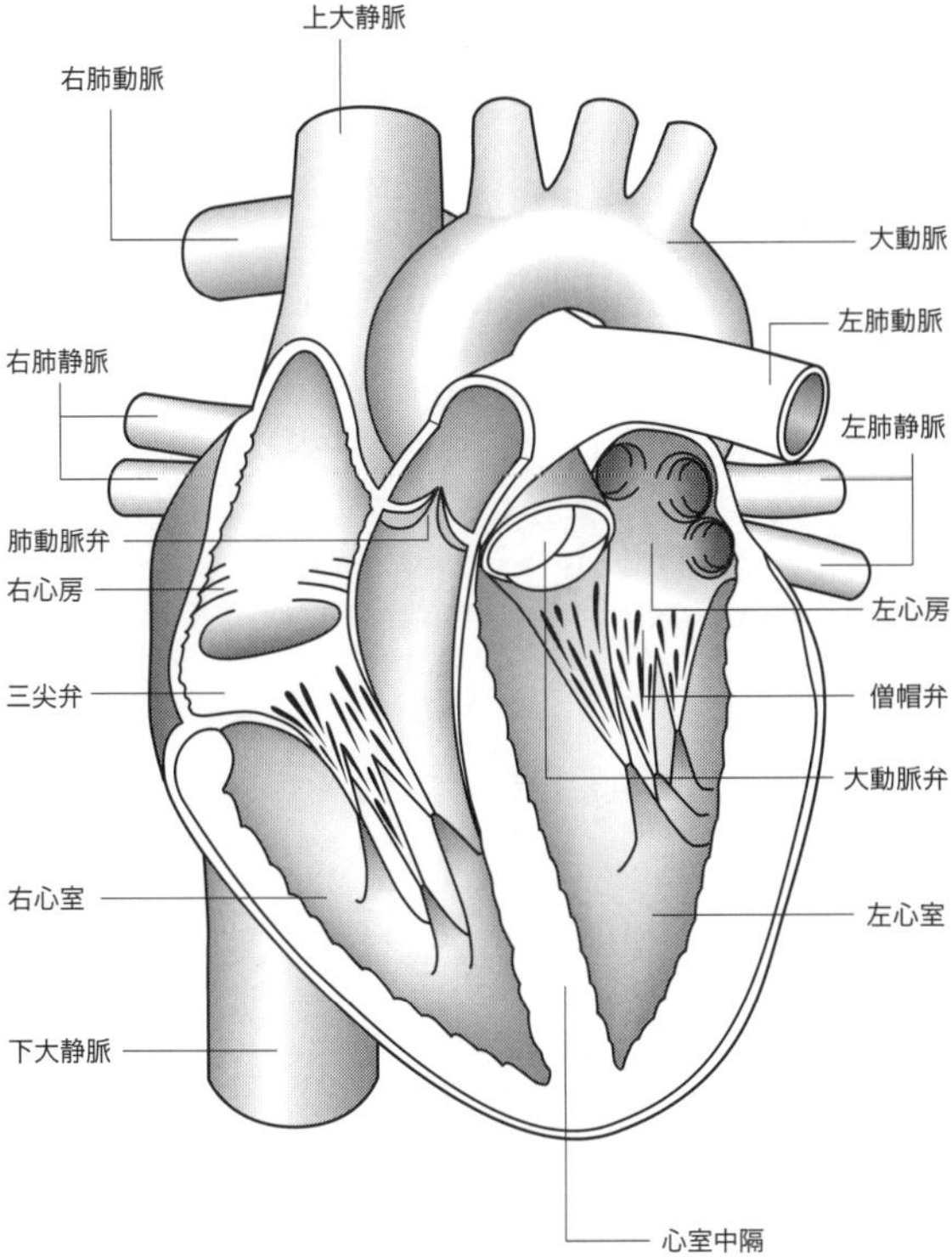
上大静脈
右肺動脈
大動脈
左肺動脈
右肺静脈
左肺静脈
肺動脈弁
右心房
左心房
三尖弁
僧帽弁
大動脈弁
右心室
左心室
下大静脈
心室中隔

【図3】心臓の内部

まいます。

次に、心膜を開いて見ます。心臓の上部からは大血管が出入りしていて、表面には2本の冠状動脈が、冠のように心臓の周りを走っています。心臓はすべてのパーツが心筋という特殊な筋肉でできていて、下の方に筋肉色をした心室、上の方に白っぽい心房がある。内部は心房中隔と心室中隔という壁で左右に分かれていて、右心房、右心室、左心房、左心室という4つの部屋になっています【図3】。

心臓の働きの中心的な役割を果たすのは心室で、その予備室にあたる心房は、心室とほぼ同じ容量があります。それぞれの心房と心室の間には、房室弁という逆流防止弁があります。右心房と右心室の間が三尖弁《さんせん》、左心房と左心室の間が僧帽弁《そうぼう》です。

血液の循環

心臓は拡張することで血液が流れ込み、収縮することで血液を押し出します。安静時で1分間に約70回拍動し、1回ごとに出ていく血液は約70㎖。すなわち最低でも毎日10万回も収縮を繰り返して、7000ℓもの血液を全身に送っているのです。心臓から流れ出た血液は、30秒ほどで全身をめぐって再び心臓に戻ってくる。すなわち循環していま す。

このため心臓のことを扱う診療科は、循環器科と呼ばれています。この「循環器」という言葉は英語のcirculationの和訳で、もともとの単語では、循環するものは血液、水、新聞、通貨、図書など何でもよいことになっています。私が創設に参加した国立循環器病センターは、当初は日本学術会議の答申に従って「循環器センター」として構想されていました。しかし霞ヶ関の行政官から、循環器という言葉は井戸のポンプも指すという指摘があり、名称に「病」が加えられたのです。

循環器病の範囲は広く、血管が豊富で血流の多い場所、すなわち脳神経、心臓血管、腎臓病、糖尿病など、血管の病気が重要視される専門領域はすべて含まれています。循環器科や循環器病専門病院が設けられるようになったのは、1人の患者さんが複数の循環器病を患っていることも珍しくないためでもあります。ひと括りにすることによって、患者さんにもわかりやすく、病院としても治療がしやすくなりました。

血液の循環には大きく分けて、体循環（大循環）と肺循環（小循環）の2系統があります。全身に酸素や栄養を与えるのが体循環、肺で酸素を受け取るのが肺循環です。

心臓から血液を送り出す血管が動脈、血液が戻ってくる血管が静脈で、体循環の場合は動脈には動脈血が、静脈には静脈血が流れています。動脈血とは酸素や栄養分を含んだ新鮮な血液のことで、「赤い血」とも呼ばれます。全身に酸素を配り終え、不要になった炭酸ガスや老廃物を受け取ってきた血液が静脈血で、「青い血」とも呼ばれるものです。このあたりのことは理科や生物の授業でも習うので、みなさんよくご存知でしょう。

肺循環の場合も、肺に向かう（すなわち心臓から出て行く）血管が肺動脈、心臓に戻る血管が肺静脈ですが、肺動脈には全身をめぐってきた静脈血が、肺静脈には酸素でいっぱいの動脈血が流れています。

心臓から出ている動脈は、肺動脈と大動脈です。心臓の前の方にある右心室から肺動脈が、後ろの方にある左心室から大動脈が出ている。大動脈の付け根には大動脈弁、肺動脈の付け根には肺動脈弁という、逆流防止弁がそれぞれついています。

上下の大静脈からは、全身に酸素を配り終えた「青い血」が右心房に戻ってきて、三尖弁を通って右心室に入ります。右心室は血圧20～30㎜Hgという力の弱いポンプで、肺動脈弁を通じて左右の肺に血を送っている。肺の中で血液は運んで来た炭酸ガスを吐き出し、酸素をたくさん吸収して「赤い血」になります。肺静脈を通って肺から戻ってきた「赤い血」は左心房に入り、僧帽弁を通って左心室に入ります。

左心室は右心室よりも筋肉がたくさんあって、よく働いてくれる部屋です。全身の血圧を作るポンプで、圧力は普通の大人で１２０㎜Hg。この左心室が収縮すると、血液は大動脈弁を通って勢いよく大動脈へと噴出していきます。そうして、頭のてっぺんからつま先までの全身に、酸素をたくさん含んだ「赤い血」が１２０㎜Hgの血圧で流れるのです。

一見複雑そうに見える心臓ですが、右心房と右心室、左心房と左心室という具合に、予備室とポンプが対になっていて、左右それぞれに静脈と動脈がくっついているという構造です。こういうふうに簡略化すれば、意外に理解しやすいのではないでしょうか。

ヒトの心臓とブタの心臓

ところで、人間同士の心臓が似通っているのは当たり前のことですが、実はブタの心臓はヒトの心臓と大きさもかたちもよく似ています。

ブタの心臓は動物実験にも使われてきましたし、その弁はすでに生体弁という人工弁として人間の心臓に移植されています。心臓丸ごと全体を提供する動物としてのブタの研究は、アメリカでは企業も参入していて、遺伝子操作で抗原性を落としたトランスジェニック・ピッグは筑波の研究所などでも作られています。もちろん、移植のための臓器の開発が目標です。

それから、バブーンという類人猿。このヒヒの一種は体重が10～20kgで、心臓が新生児や小児のそれにたいへんよく似ています。移植を必要とする小児が心臓の提供を受けられない場合、やむを得ずバブーンの心臓を移植することも行なわれているくらいです。

動物の臓器や細胞を人体に移植するという異種移植は、臓器移植の最大の問題のひとつである提供臓器不足に対抗する手段として研究が進められています。このアイデア自体はずいぶん古い時代からあったようで、ギリシャ神話にはキメラやケンタウロス、日本の伝説にも鵺《ぬえ》など、数種類の動物を継ぎ合わせた獣が登場します。

愛知県の犬山には京大付属霊長類研究所のモンキーセンターという施設があって、ゴリラやチンパンジー、オランウータンなど大小さまざまのサルがいます。その研究所から30年くらい前に、「檻を改装するために麻酔銃でみんな眠らせるから、血液が欲しいならゴリラでもなんでも、寝てる間に採血できる」と連絡がありました。

異種移植を研究していた医師が採血を済ませて意気揚々と帰ってきて、さあどういう研究をしようかと言うので、「もちろん人間と合わせようよ」と。心臓の異種移植は、私の夢でもあったのです。

そこで医局の青年医師の血液を採って、類人猿との型あわせをやりました。指標は、移植が可能かどうかの最初の目安になる血液凝固値です。そうしたら驚いたことに、人間同士以上に反応が少ない、つまり人間より類人猿と相性のいい医師が何人もいたのです。それで膝を叩いて喜んだものの、倫理面の問題もあって、そのデータは引出しの中にしまい込んでしまいました。

本当のことを言うと異種移植に関しては、心臓はほかの臓器よりかなり有利です。たとえば肝臓は複雑な化学工場のような機能を果たしていますが、心臓は単純にポンプとして筋肉が動けばいい。もちろん動かなくなってしまうと一大事ですから、決して易しいとは言いませんが、その機能はある意味単純なのです。

人工心臓や脳死移植と同様に、異種移植への夢は捨ててほしくありません。最近ではもう時効だと思って、講演などの場で「類人猿に近い青年医師がいっぱいいてね」という話をすることもあります。夢の一部を語っているのです。

ヒトのワニ化計画

すべての臓器は、血液によって酸素と栄養を供給されています。臓器が活動するための血液を送るのが、栄養血管です。このことは心臓も同様ですが、人間の心臓では、心臓の内部を循環する血液が心臓自体には直接利用できない構造になっている。

心臓は、常時約200㎖の血液で満たされています。とくに左心室には肺から戻ってきたばかりの「真っ赤」な血がたっぷりあるにもかかわらず、この血液は心臓の筋肉に酸素を与えることができません。大動脈にいったん押し出された血液の一部が、冠状動脈に入って心筋の内部に枝分かれしていって、はじめて心臓が活動するための血液として供給されます。

心臓の栄養血管である冠状動脈は、大動脈の根元に近いところから左右2本が出ています。右冠状動脈はおもに右心房、右心室と一部は左心室に、左冠状動脈は左心室の大部分と心室中隔に酸素や栄養を供給しています。この冠状動脈が詰まると、狭心症や心筋梗塞になってしまいます。

ところが、爬虫類では冠状動脈がまだ発達していないため、心臓が自らの内部に入っている血液を利用することができるのです。爬虫類の心臓はあまりポンプらしくないポンプで、脈拍が少なく血圧も低い。ワニなどは血圧が40㎜Hgで、人間の3分の1しかありません。心電図の波形も山がはっきりしておらず、サインカーブのように緩やかです。

このワニの心臓は筋肉が海綿状になっていて、内側から血液が染み込んで酸素を取り込めるようになっています。一方、ヒトの心臓は心内膜が強固なので、絶対に内側からは血が染み込んでいかない。

そこで90年代後半に、ヒトの心筋の〝ワニ化〟に挑戦する研究がありました。レーザーで左心室の外側から内側に向かって、孔をたくさん開けてやる。左心室の血液を心筋に直接運ぶ栄養血管を作ろうという試みです。冠状動脈バイパス手術ができない重症の心筋梗塞や狭心症に、あるいはバイパス手術と併用して、バイパスする血管のない場所にこの処置を施しておけば、冠状動脈に狭窄が起こっても心筋への血流が途絶えることはありません。

この手術の日本での治験は私が総括していたのですが、今では欧米では臨床的に使われる手法となりました。古くから考えられていたアイデアで、日本でも2006年に認可されました。レーザーによって作った栄養血管が自然に塞がってしまわないようにするなど、いくつかの課題を克服すれば、より高い効果が期待できるでしょう。供給系に関しては人間の心臓の構造を変えてしまうという、こんな試みも進んでいるのです。

心臓破りの丘

ところで、急坂などを「心臓破り」と形容することがありますが、心臓は実際に破れることもあります。心臓破裂あるいは心破裂といって、交通事故によるハンドル外傷などのほかに、心筋梗塞の後遺症としても起きる症状です。

後遺症としての心破裂は、重い心筋梗塞が落ち着いて数時間から数日の間に、数％の確率で発生します。心筋の一部が死んでしまった後も、心臓は動き続けなければなりません。でも、死んでしまった壁はもう収縮もしなければ、拡張もしない。こういうところに圧力が加わって、破れてしまうことがあるのです。

なかでも多いのは、生きている壁と死んだ壁との境目にひびが入って、じわじわと血が漏れはじめるケースです。心筋梗塞を起こした患者さんで、なんとなく血行動態が悪い時は、この状態を疑ってかかります。このタイプの心破裂の救命率は向上していますが、それは集中治療室（ＩＣＵ）や冠状動脈疾患集中治療室（ＣＣＵ）で24時間体制で観察しているからです。それ以外の場所で起きれば、病院まで生きて到着することはなかなか難しい。

それから、梗塞部の真ん中がいきなりポンと抜けることもあります。こちらはブローアウトといって、まず救命できません。一瞬のうちに血圧がゼロになって、それでも心電図がまだ動いていたらブローアウトです。安静にしていても、破れるときは破れる。そして、心臓が破れたかどうかは、普通の人が見てわかるものではないのです。

心破裂を起こすと、心膜の中に血が溜まってタンポナーデという状態になります。100ccぐらいまでは何とか持ちこたえることができますが、それ以上溜まってくると、心臓が圧迫されて拍動ができなくなってしまう。そうすると心臓が止まって大事に至りますから、大急ぎで心膜を切開して溜まった血液を出して心臓を開放してやり、なおかつ血が噴きだしているところを押さえてあげなければなりません。

ちなみに、神経の図太い人をさして「心臓に毛が生えている」と言うことがありますが、40年を超える私の経験の中でも毛の生えた心臓は見たことがありません。また、どんなに気が小さい人でも、心臓が「ノミの心臓」のように小さいということもありません。このようなことわざがあるのも、心臓が人間の精神面を象徴的に表現するのにぴったりの臓器だからでしょう。

2、心臓外科の歩み

心臓手術の夜明け

20世紀に入って、心臓の治療がようやく始まりました。その基礎を築いたのがアレキシス・カレル（1873－1944）というフランス人の外科医でした。リヨン大学での席取り競争に敗れた彼は1904年、新天地を求めてアメリカに渡ります。アメリカ大陸の懐の深さというべきか、そんなカレル博士を引き受けたのがロックフェラー財団でした。

ロックフェラー医学研究所でカレルは、血管吻合法を編み出します。要するに、切れた血管を糸で縫いあわせると、またちゃんと血が通るということです。

血管の断面というのは丸い。当時は誰も、切れた血管を再びつなげられるとも、丸いものを縫えるとも思っていませんでした。ところが、断面の3点を支持糸で引っ張ってやると、3本の直線ができる。直線ならば、100年前の外科医にも縫えます。その3

本の直線を縫って支持糸を取ると、管腔が円に戻って血管が再建される【図4】。それから100年経ちましたが、切れた血管を針と糸で縫うということに関してはまったく変わっていません。サージカルグルーという糊もできましたが、あくまでも補助的なもの。解離性動脈瘤などで血管がひどく破損してしまった時には、この糊で一部を張り合わせますが、それで形が整ったらやはり針と糸で縫います。

自動吻合器なども研究されていますが、やはり病気の血管というのは吻合する場所が病的です。外科医は、この崖は崩れそうだけれど、ここは足場がしっかりしているな、ということを判断しながらひと針ひと針縫合する。

今日ではレジデントの1年生が学習する血管吻合法を始めて行なったのが、このカレルなのです。

血管吻合ができるということは、臓器移植ができ

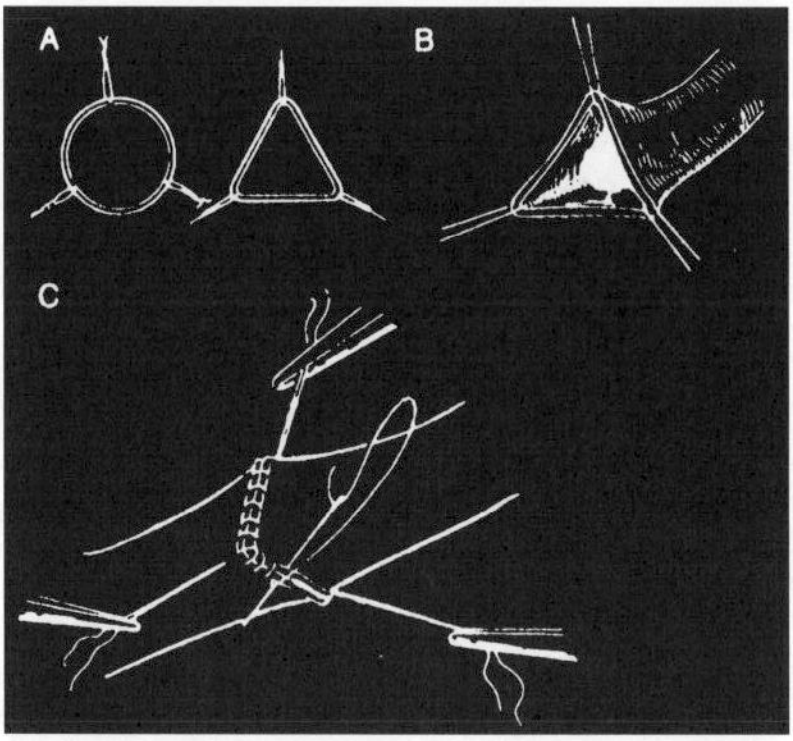

【図4】心臓外科の基本となった3点支持吻合法

るということです。心臓もそうですが、臓器というのはだいたいリンゴのように血管にぶら下がっている。リンゴの柄にあたるところに動脈と静脈があって、片方から血液が入ってきて酸素を配って、もう一方から戻って行きます。肝臓も腎臓も、肺だって究極のところは同じ。臓器移植の仕組みで多いのは、切り離した柄に別のリンゴの柄を縫いつけるというものです。

カレルは、血管吻合法を応用して実験動物のさまざまな臓器をすげ替え、臓器移植に成功しました。3点支持吻合法と臓器移植によって、1912年にはノーベル生理学・医学賞を受賞しています。

リンドバーグの発明

ロックフェラー医学研究所の重鎮として確固たる地位を築いたカレルの前に、晩年になってリンドバーグ【図5】があらわれます。

世界初の大西洋単独横断飛行で一躍有名になったリンドバーグは、講演のためアメリカやヨーロッパ各地を飛び回っていました。ある時、たまたま大西洋を横断する船の上

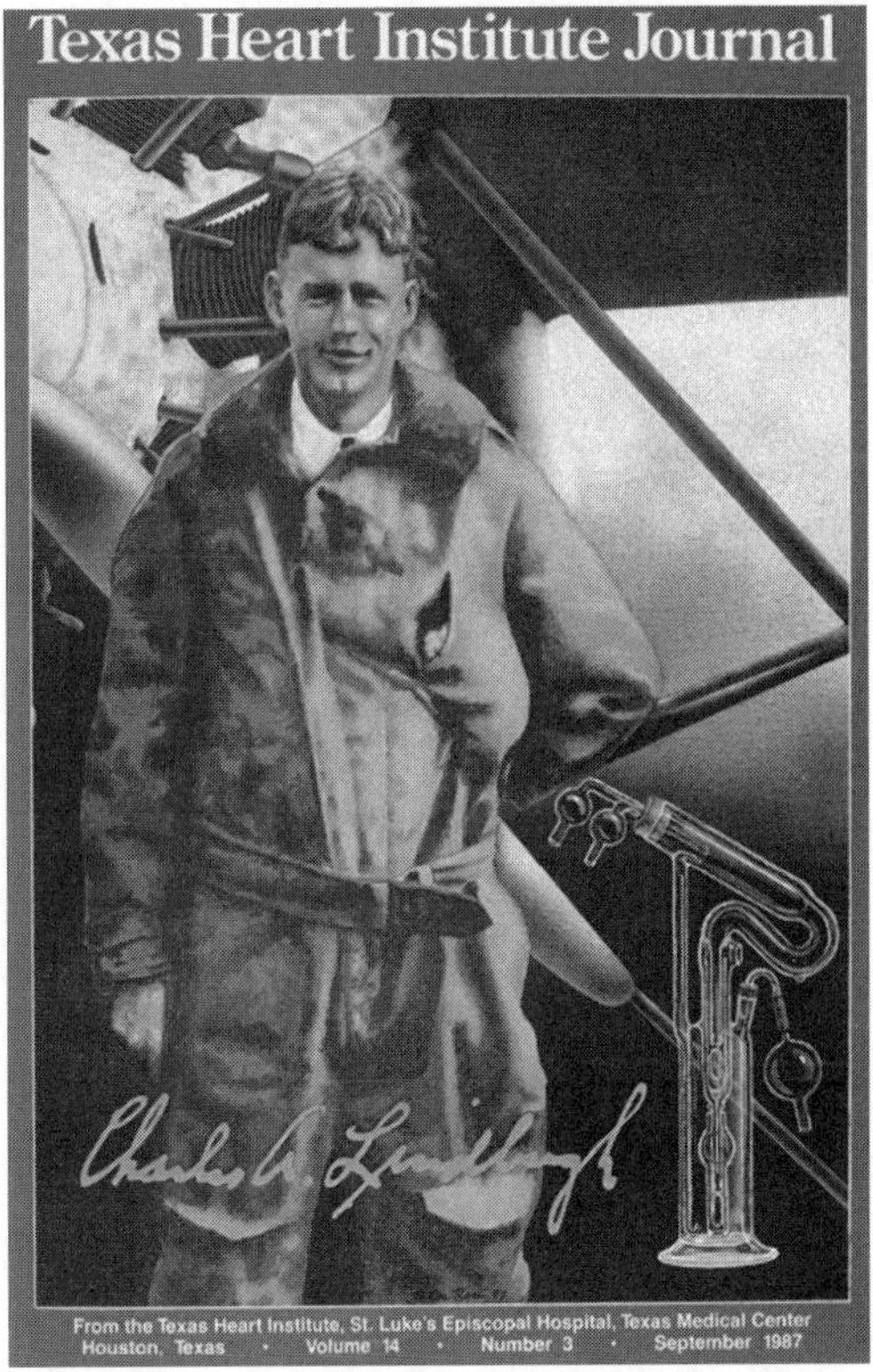

【図5】勇敢なパイロットは優秀なエンジニアでもあった
（「テキサス・ハート・インスティテュート・ジャーナル」1987年9月号表紙）

でカレルと出会った彼は、かねてからの疑問をぶつけました。それは、優秀な酸素加(血液に酸素を送り込む)装置とポンプがあれば、心臓と肺を一時休ませておけるのではないか、というものです。

リンドバーグは大陸間横断の賞金を引っさげてカレルの研究室に参加して、臓器の灌流(酸素や栄養を供給すること)についての共同研究をはじめました。現在の人工心肺や人工心臓の原型となる酸素加装置、カレル・リンドバーグ・ポンプ【図5右下】が完成したのは、私の生まれた1936年のことです。ロックフェラーは、海のものとも山のものともつかない研究に、協力を惜しまなかった。現代の日本で、そんなものにお金を出す大企業がどれだけあるでしょうか。

大学を中退してパイロットになったリンドバーグは、機械工学に強い関心と知識を持っていましたが、医学の高等教育を受けたわけではありません。しかし彼には溢れるフロンティア・スピリットがありました。好奇心旺盛な彼は、この人工心肺の原型を作った後も、カレルと共同で組織培養の研究をしています。

カレル・リンドバーグ・ポンプは、体外に導いた血液の中に酸素の泡が上がっていく仕組みになっています。酸素加されて「赤く」なった血液の泡が消えたところで、それをポンプで体内に戻す。ポンプの部分が人工心で、酸素加装置の部分が人工肺。あわせて人工心肺です。

要するに、血液に酸素を加え、動力で血液を体内に送ってやるという、理論としては単純明快な話です。第二次大戦の終わり頃、アメリカで世界初の開心術が行なわれました。開心術とは、人工心肺で血液を循環させながら、心臓の動きを止めて行なう、心臓の内部の外科的な治療のことです。日本人が竹槍で戦車を撃退しようなどと言っていた頃に、米国では開心術の幕開けを迎えました。

人工心肺の構造というのは、今でも基本的には変わりません。たしかに機械的にはより精密になりましたが、血管吻合法も含めて心臓外科の基本的な部分は、カレルの時代とあまり変わっていないとも言えるでしょう。

日野原先生に学ぶ

私が医学部を卒業したのは1962年、いまから40年以上も前のことでした。

実を言えば、その頃から心臓に特別な興味を持っていたわけではありません。心臓というと、動いていてなんだか気持ちが悪いし、郷里の母校新潟大学では脳外科が盛んでした。新潟大学は、昭和初期に中田瑞穂という日本の脳外科の開祖のような人物がいて、日本で初めての脳研究所ができたところです。

脳外科というのは、学問体系が美しい。当時すでに形を成していた神経学では、頭のどこをいじったら手足の先がどうなるということが、きちんと整理されていました。そういう美しく整備された学問体系に魅せられて、医学生の私は脳外科を選択しようと思っていました。しかし、その前に外の世界も見ておいたほうがいいのではないか。そう考えて、現在籍をおいている築地の聖路加国際病院にインターンとしてやって来たのです。

その頃、聖路加病院には日野原先生という内科医長がいました。ちょうど50歳くらいの、とてもアクティブな医師です。その医長が自ら、毎朝6時半からおひとりで病棟の回診をはじめる。ついていく方も大変でしたが、本当にさまざまなことを教わりました。

当時は循環器病学にしろ心臓病学にしろ、まず教科書というものがありません。日野原先生の『水と電解質の臨床』という本のほかには、心電図に関する本が数冊。心不全で胸部に水が溜まったら、塩分を制限して利尿剤で水を抜く、という非常に原始的な〝循環器病学〟です。あとは薬といっても血管拡張剤の亜硝酸剤と強心剤のジギタリスがあるくらいでした。

余談ですが、大学生活を終え40年後にまた聖路加病院に戻ってきたら、その医師がまだカリスマとして現役でいらした。もちろん、現理事長の日野原重明先生のことです。

榊原先生との出会い

インターンの1年間が終わりに近づいて、いよいよ進路を決める時期になっても、まだ私は母校の脳神経外科に戻ろうと思っていました。ちょうど、脳外科医が活躍する『ベン・ケーシー』というアメリカのテレビドラマも大流行していたのです。

そうこうしているうちに、仲間のひとりが「女子医大の榊原先生という人が、心臓を止めて何かやってるらしい」と言う。日本でも開心術がはじまったということは、知識としてはありましたが、まだまだ「ほんとうに？」という感じでした。

とりあえず見学してみようと東京女子医科大学の心臓外科を訪ねてみたら、髭の大男が机に腰掛けて、うどんを食べていました。それで、「こちらでは心臓の手術をやっているそうですが」と尋ねると、「この下でも犬の実験をしてるし、手術場では人間の手術をしてる。心臓の手術は、もう日常のものになったんだよ」と言う。

大部分の大学では、まだ心臓の外科手術は行なわれていませんでしたから、それはびっくりします。もうそんな時代に入りつつあるのか、心臓外科もいいなと思って「それでは、また出直してきます」と言ったら、「僕は榊原というんだけど、もう来年から来たまえ」と。当時の女子医大は、女子医専（東京女子医学専門学校）から大学になって日が浅く、しかも外科ですから若い男手がほしかったのかもしれません。もう秋も深まった頃のことで、それがすべての出発点でした。

脳外科の美しい学問体系に対して、心臓というのは未知の暗黒大陸でした。教科書すらない、まさに海図なき航海です。先生からうかがった最先端の心臓手術の話は、この大きな暗黒大陸の向こうに巨大な何かが潜んでいるかもしれない、と予感させるに十分な魅力を持っていたのです。そうして私は、手探りの治療がはじまったばかりの分野に飛び込むことになりました。

心臓手術のパイオニア

ひょんなことから私の生涯の師となった榊原仟先生（１９１０－１９７９）は、日本で最初に心臓血管外科の手術をした人です。

なぜ「心臓血管」かというと、それがボタロ管（動脈管）開存症という先天性疾患の血管手術だったからです。これは、通常なら生後6時間ぐらいで自然に閉じるはずの、大動脈と肺動脈を結ぶ動脈管という血管が、開いたままになっている病気です。それを閉じる手術を、１９５１年に初めて行なった。患者は、9歳の台湾人の女の子です。この手術は心臓を止めるわけではないので、人工心肺もいりません。

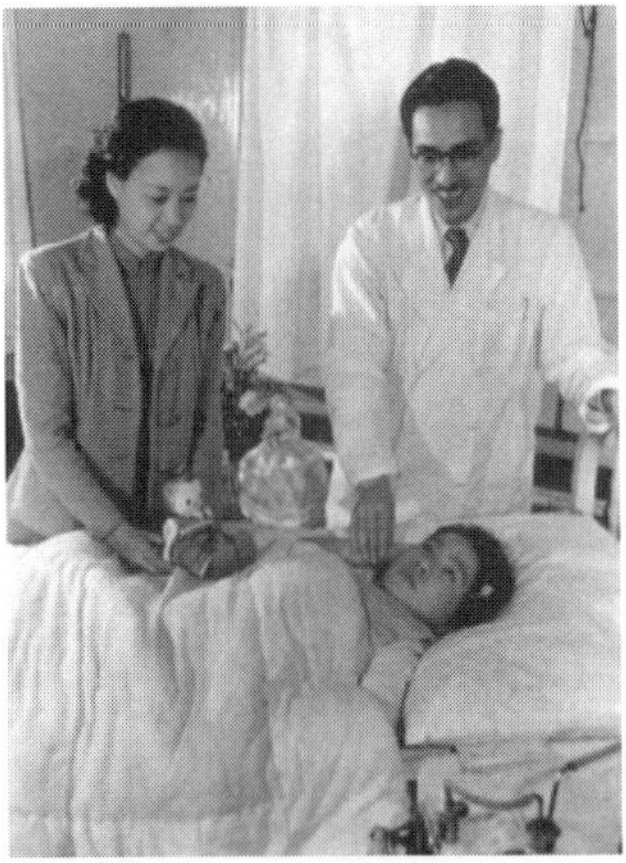
【図6】榊原先生と動脈管手術後の少女

いざ胸を開いて、まだ動脈管を見たことがない榊原先生は紫色の血管を探したといいます。当時の解剖学の教科書では、動脈は赤く、静脈は青く、そして両者を連絡する動脈管は紫色に塗ってあったからです。ところが実際には、紫色の血管などはありません。そのことに気付いた先生が、最終的に「これしかない」と思われる血管を糸で結んだら、ボタロ管開存症の特徴である連続性雑音が消えた。今となっては笑い話のようですが、物事の最初というのはそういうもので、非常に尊い日本近代医学史の一エピソードです【図6】。

このフロンティア・スピリットから、日本の心臓血管外科が始まったのです。それから4年後の1955年には、東京女子医大に日本心臓血圧研究所（心研）が設立されました。小さな私立大学の付属施設に「日本」と冠したところが、創立者の心意気というものでしょう。この果敢な精神を、終生忘れてはいけないと思っています。

榊原先生はその翌年には、人工心肺を使った開心術を始めました。一番乗りは大阪大学で、榊原先生はその6日後。その頃は、毎日が競争でした。人間の功名心というのは大事なもので、それがないと世の中は進歩しません。それから東大、名古屋大とどんどん広がって、私が榊原外科に入った1963年には、開心術はもはや日常のこととなっていたのです。そして女子医大が症例が最も多く成績も優れていました。

試行錯誤の連続

入局後は、榊原先生に付いて心臓手術を学びました。当時は麻酔も不完全なら、人工心肺も不完全、手術も不完全でした。だから、患者さんが手術室からICUまでたどり着けない。手術台の上で死んでしまうことが多かったのです。

まず、電気メスがなかったことがひとつ。電気メスというのは、高周波の電磁波を出しながら切っていくため、細い血管は切ったはじから止血されていくのです。それがないので、切れた血管を針と糸で1本1本縫合しながら進まなくてはならない。そうすると、人間は成人で全身に約5ℓの血液が流れているのですが、心臓に行きつく前に2ℓぐらい出血してしまうこともありました。

麻酔も、複式循環麻酔器というガス麻酔の器械ができて、やっと5〜6年という頃です。すでに出血でショック状態になっているところに心臓を止めて手術しようというのだから、いざ手術が終わっても心臓の動きが戻る可能性はかなり低かった。1週間に6～7例の手術をして、1例も戻らなかったこともあったくらいです。たまたま幸運にも生還したとして、今度は術後管理がほんとうに大変でした。まだ人工呼吸器もありませんから、「自分が眠ってしまったら患者さんが死ぬ」と思いながら、若い医師が麻酔器のバッグを一晩中握っている。毎日、死亡例があり、若かった私は泣きながら下宿に帰ることもたびたびでした。

手術後には、普通は手術記録というものを残します。手術が終わると、榊原先生と医局員が全員集まって相談をする。「左下の方に小さい筋肉があったけど、あれは何だ」とか、「右上の白い索状物は何ていうんだ」とか。でも、どんなに議論しても結論は出ません。

それまで心臓の中を治そうという医学はありませんでしたから、心臓に関してはいまだにダ・ヴィンチの解剖図がもっとも詳細だと言われていた。それで、手術記録が最後までまとまらないということもありました。心臓に関しては、基礎医学と臨床とは相互に刺激しあいながら、ほぼ一緒に進歩してきたと言ってよいと思います。

そんな状態での心臓手術は、リスクの高い未完成のものでした。けれど医療というのは永遠に未完成なもので、医師はその時その時に与えられた武器で戦うしかないのです。

メスを捨てた2年間

私の医師としての進路を決めたのは榊原先生との出会いでしたが、東京女子医大ではもう1人すばらしい人物に出会いました。数ある先輩の中でも一際光っていた、4歳年長の今野草二先生です。彼とは、一緒に心臓カテーテル法の研究をしました。カテーテルというのは、血管を通じて体内のさまざまな部分に導入して検査や治療を行なう、細くてやわらかいチューブのこと。

ある時、医局で雑談をしていて「心臓を破らないように心筋を採ってこられれば、いろんな病気がわかるのにね」「それなら耳鼻科の異物鉗子《かんし》がいいんじゃない」という話になりました。異物鉗子というのは、ピンセットのようなものです。

当時、講師だった今野先生は、それを聞いたその足で実験室に向って、すぐさま異物鉗子を壊してカテーテルの先に取り付けた。そして、それを犬の大腿静脈から心臓まで入れて、遠隔操作で筋肉を採ってくるということをやってのけたのです。未知のものに対する探究心と行動力でしょう。この手法による心筋生検は、現在でも世界中で心臓移植後の拒絶反応の診断には不可欠とされています。

その彼が、私に「2年間メスを捨ててくれないか」と言う。一緒にカテーテルの研究をやろうというのです。心臓カテーテル法は戦後、日本にも文献では伝わってきていました。ただ、カテーテルによる診断は、まだほとんど始まっていなかったのです。

心臓カテーテル法は1929年、ヴェルナー・フォルスマン(1904-1979)というドイツの若き外科医によって発明されました。理論的に末梢の静脈から管を入れれば心臓まで行きつけると考えた彼は、蛮勇ともいうべき自己人体実験を行なったのです。そのとき使ったのが、腎臓と膀胱を結ぶ尿管を検査するための長さ60㎝くらいのカテーテルでした。

自分の肘の静脈を切開して、カテーテルを挿入しました。鎖骨下静脈、無名静脈、上大静脈、右心房から三尖弁を通って右心室、さらに肺動脈弁を通って肺動脈。それから右の肺動脈の末梢にたどりついたところで、カテーテルがちょうど根元まで収まったのだから本人も驚きました。カテーテルの根元を押さえたままレントゲン室まで歩いてゆき、自ら撮影したレントゲン写真が残っています。

その話を読んだ時は、興奮しました。管の一方の先端が心臓の中にあって、もう一方は体外にある。心臓の中の情報が体の外まで出たということですから、科学的に大変な話です。

フォルスマンはさらに、カテーテルで心腔内に造影剤を注入し、X線で撮影する心臓血管造影法も開発しましたが、まったく評価されませんでした。これは現在でも心臓の重要な検査法のひとつです。当時はまだ心臓の治療ということが現実味を帯びていなかったばかりか、ドイツ医学界の大御所に批判されるなど、彼は不遇のなか一開業医として過ごしていました。

ところが後に、彼の論文を見たクールナンとリチャーズというアメリカの内科医が、その重要性に気付いて心臓カテーテル学という分野を開拓しました。フォルスマンは1956年、2人とともにノーベル生理学・医学賞を受賞。これがきっかけで、心臓の中を詳しく調べて治療するという時代になったのですから、本当に偉大な発明だったわけです。アメリカで本格的にカテーテルによる診断が始まったのは、その頃からです。

カテーテルへの挑戦

私がカテーテルに取り組んだのは、それから10年近く経った60年代の終わり、女子医大での6年目から7年目にかけてのことでした。症例が多い教室でしたから、それまでにはかなりの心臓の手術も経験した。しかし先輩も大勢いて手術のチャンスはけっして多くなかったため、一時的に外科から離れてカテーテルに専念することにしたのです。

開心術が進化しつつあるなかで、カテーテル検査はこれから重要になってくるに違いないと、私たち外科医は感じていました。例えば心臓に穴が開いている場合、カテーテルで心臓内部の血を採ってくれば、「赤い血」と「青い血」が何%ずつ混じっているかで穴の大きさがわかります。それから、狭窄や逆流も診断できる。現在では内科の領域となったカテーテルですが、初期には私たち外科医にこそ必要な検査方法でした。

すでにアメリカから輸入された太さ3㎜のカテーテルもありましたが、自分でも数え切れないほど手作りしました。シリコンの管をアルコール・ランプで熱しながら引っ張って、真ん中でポンと切ったり、ピッグテールという曲がったカテーテルをつくったり、側面に穴を開けてみたりと、さまざまな工夫を繰り返しました。

今野先生と2年間で蓄積した研究成果は、段ボール10箱分にもなりました。これを、この分野では日本初の教科書となった『心臓カテーテル法』という一冊にまとめて、外科医に復帰したのです【図7】。今日隆盛を極める心臓カテーテル法の創成期に参画できたことは喜びであり、心ひそかな誇りでもあります。

その数年後、心研外科の主任教授を務めていた今野先生は42歳という若さで急逝されました。大きな仕事を残した優秀な研究者であると同時に、類まれな教育者で、私も数々の忘れがたい教えを受けました。いままでも、こんなとき今野先生だったらどうしただろうか、と考えることがたびたびです。

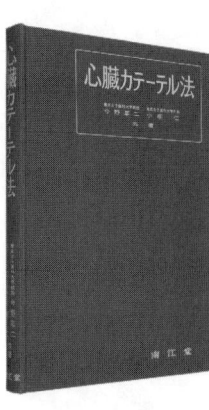

【図7】本邦初の教科書は今野先生との合作

3、心臓はどんな病気になるか

心不全という死因

冒頭でも触れたように、現在、日本人の約15％が心臓病で死亡しています。この15％のうち、もっとも多いのが動脈硬化による虚血性心疾患すなわち狭心症や心筋梗塞で、7割を占めます。虚血とは、血液が足りない状態のことです。ここに、動脈硬化性の大動脈疾患を加えれば8割。残りの2割は心臓弁膜症や不整脈、それから先天性心疾患などです。

同じく動脈硬化性の病気である脳梗塞など脳血管の病気まで合わせると約30％で、がんによる死亡率と同じ。つまり日本人の過半数が、動脈硬化かがんで亡くなっているということです。そしてその最大の原因は、いずれも生活習慣と高齢化なのです。ちなみに動脈硬化性の心疾患は、戦後すぐのデータにはほとんど見られません。最近になって急増しています。

脳や心臓をはじめ全身を流れる血管は、年齢を重ねるごとに硬く、そして脆くなり、詰まったり破れたりする危険性が高まる。これから循環器病診療は、ますます重要性を増してくると思います。

心臓の機能《はたらき》は、大きくふたつに分けられます。ポンプとリズムです。

まず大事なのが、しっかり血液を押し出すポンプとしての機能で、この機能が弱った状態が心不全。もうひとつが、正しいリズムで収縮と拡張を繰り返すという機能で、これが狂った状態が不整脈です。必要な量の血液を正しいリズムで押し出し続けることができるのが、いい心臓なのです。

心不全とは、心臓になんらかの異常があって、全身の活動に必要な量の血液を送り出すことができない状態を指します。したがって、心臓に異常があってもポンプとしてしっかり機能している時は、心不全とは言いません。また安静にしていれば問題ないけれど、激しい運動をすると心不全の症状が出る場合もあります。

この病気になると、本来なら心臓から出て行くはずの血液が肺や静脈に溜まることで、全身のむくみや呼吸困難、疲労感、手足の冷えなども伴い、重症になれば唇や爪が紫色になるチアノーゼの症状などが出ます。心不全は急性心不全と慢性心不全とに分けられ、心臓以外の病気も原因となりますが、ほとんどすべての心臓病が最後は心不全をきたします。

新聞の死亡記事にはたいてい、その人が亡くなった理由が書いてあります。日本人の「死因」としてもっとも一般的だったのがこの心不全ですが、だんだん減ってきていることにお気づきでしょうか。

というのは、死亡診断書の「死亡の原因」には(ア)(イ)(ウ)(エ)と因果関係で順位が付いています。かつてはまず心不全と書いて、二番目以降に虚血性心疾患だとか心臓弁膜症、急性心筋梗塞という原因疾患を書くことが多かった。ところが最近では、より直接的な病名を死因として記載するようになったのです。

死亡診断書に書かれる上では心不全が減っていても、人間の死の多くが心臓死であることは変わりません。心臓死とは、心臓が止まった時点をもって死とするという、人類が永らく親しんできた死の概念です。

ところが最近のように、心臓が止まってしまっても人工心臓によって何年も延命できるようになると、「心臓死って本当にあるの？」という問題が出てくる。止まりかけた心臓を人工心臓と交換した時が、その人の死の瞬間なのでしょうか。あるいは人工心臓のスイッチを切ったら、その時こそが本当の死なのか。

現在、国内で20〜30例の方が、補助人工心臓という器械に頼って生命を維持しています。人工心臓がこれだけ臨床的に有効になってくると、従来の心臓死という考え方が通用しなくなる可能性があります。いずれ、人間の死とは脳死である、という話になってくるのではないか。これが人間の文明がたどり着いた結論だと思います。

不整脈は怖い病気か

心臓の機能不全のもう一方である不整脈は、運動をした後でもないのに心臓の収縮のリズムが乱れてしまう状態です。1分間あたりの脈拍が100回以上に増える頻脈型と、50回以下まで減る徐脈型のほか、期外収縮といって不規則に脈が飛ぶタイプもあります。

一時的な不整脈は、健康な人にもしばしば起こりますし、年齢を重ねると現れやすくなるものです。アルコールやカフェインの摂取、ストレスなども原因となりますが、弁膜症や心筋梗塞などの心臓病や、高血圧などが隠れている場合もある。よくあること、と見逃して欲しくない症状のひとつです。

心臓は、そもそも電気的な命令によって動いています。この命令は50mA（ミリアンペア）ほどのとても弱い電流で、右心房と上大静脈の間にある洞結節《どうけっせつ》という特殊な細胞から出ています。

心臓が1分間に70回拍動するのは、この洞結節が1分間に70回、自ら興奮して命令を発してくれるからです。この電流が、刺激伝導系という電線ケーブルを伝わってポンプの末端までたどり着き、心臓を構成する細胞の全員が納得すると、ポンプが1回収縮する。命令が行き渡るまではわずか0・2秒ほどで、次の命令が届くまで心臓は休憩すなわち拡張しているのです。

洞結節を出た命令は、心房を抜けて心室に伝わる。心房と心室の間にある房室結節には増幅機構があって、電流を右心室と左心室に分配しています。指令塔に問題があっても、ケーブルに障害があっても不整脈が出る。また期外収縮というのは、心房や心室が命令を待たずに勝手に収縮してしまう状態です。

命令系統が途中で遮断されてしまった状態を、ブロックと呼びます。どことどこの間が切れるかによって、洞結節と心房の間なら洞房ブロック、心房と心室の間なら房室ブロックとなる。原因は動脈硬化や心筋の炎症、心筋梗塞、それから外科手術など様々ですが、一度起きてしまったらなかなか元には戻りません。

ペースメーカーの役割

心臓には、それだけ切り出してポンと置いても、しばらくの間は動いていられるだけの自律性があります。ただし、活動の能力は各部屋ごとに違っています。洞結節は1分間に70回打つことができるけれども、命令系統の下に行くにしたがって回数が減って、房室結節だと50回、心室ならば30〜40回です。

だからこそ、洞結節の出す命令が重要となるのです。房室ブロックになると30回しか心臓が打たない。心臓が3秒以上休むと、アダムス・ストークス症候群という脳貧血を起こし、失神してしまうことさえあります。

ブロックが原因で心拍数が減った場合には、ペースメーカー（日本人工臓器学会の用語ではペースメーカですが、事実上こう呼ばれています）が必要になります。ペースメーカーは微弱な電流によって心臓に刺激を与え、心拍を作り出す装置です。左胸の上のほうに植え込んで電線を静脈から心臓の中に入れ、心拍数が減ってしまった時に自動的に電流を流す仕組みです。電線の先端は、基本的に右心室に入れます。自分では1分間に30～40回しか収縮してくれない主役のポンプに、70回働いてもらうためです。

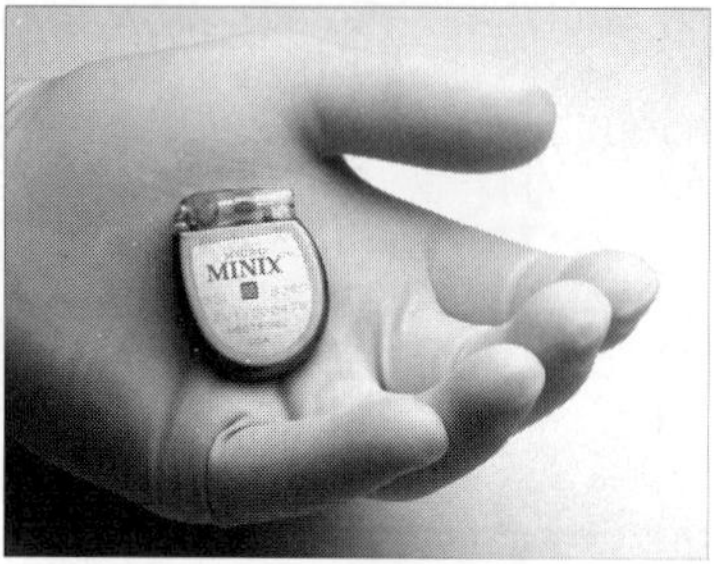

【図8】現時点で最小のペースメーカー（30g）

　最新のものは重さが約30g、大きさはマッチ箱ほどで厚さも5～8㎜とコンパクトになりました（【図8】）。3～6ヶ月ごとの検査と、7～8年に1回の電池交換が必要ですが、大きな効果があがるにもかかわらず負担の少ない治療法です。

　ただし電磁波によって誤作動する可能性がありますので、携帯電話や低周波マッサージ機の使用には注意が必要です。電車の優先席にはペースメーカーの絵を描いて注意をうながしていますが、お気づきでしょうか。日本では現在、約30万人がペースメーカーを使用しています。

早まる動脈硬化

狭心症や心筋梗塞といった、虚血性心疾患の原因になるのが動脈硬化です。これは老化現象の一環ですから、完全にくいとめることはできません。加齢のほかにも高脂血症、高血圧、糖尿病、肥満などの病気や、喫煙などの生活習慣、ストレスなどが関与しています。

動脈硬化は15歳くらいから始まります。私たちの血液中には、血管の中で処理できないものを食べて掃除してくれるマクロファージという細胞がたくさんあります。それでも、年齢とともに処理速度が追いつかなくなって、次第に悪玉コレステロール（LDL）や血液中のさまざまな代謝産物が溜まり、血管の内側にプラークという固まりとなって付着してしまうのです。

なかでももっとも動脈硬化になりやすいのが、心臓を出てすぐの太い血管です。これは、心臓に近ければ近いほど血液の流れが激しく、血管の壁に過大なストレスが掛かってしまうためです。

たとえば冠状動脈は、大動脈が心臓を出て1㎝ぐらいのところから始まっています。右冠状動脈ならば根元の方、それから左冠状動脈は二股の手前までの太い部分に、動脈硬化がおきやすい。冠状動脈はたった2本しかありませんから、どちらか一方がやられても大変なことになります。

また脳塞栓の多くは、心臓大血管から飛んだ血栓すなわち血の塊が脳の血管に詰まるものです。現代の日本人はこの大血管の動脈硬化がすすんでいて、超音波で覗くと、心拍に合わせてゴミ（プラーク）がぶらぶらしているような状態もあります。何かの拍子にそのゴミがはがれたら、血流に乗って流れ、どこかしらに詰まってしまうでしょう。

動脈硬化が目立って進むのは35〜40歳からですが、食生活の変化から、今後はさらに早まることが心配されています。

神様の設計ミス

心不全の最大の原因は、急性心筋梗塞です。梗塞というのは、血液が滞って細胞が壊《え》死《し》してしまう状態のことで、死んでしまった細胞は二度と元には戻らない。急性心筋梗塞で心臓のたくさんの部分が動かなくなれば、その時点で心不全により死亡してしまうこともあります。

1章で説明したように、心臓を出た血液はいったん栄養血管である冠状動脈に回って、心臓の表面を這いながら筋肉の内部に枝分かれして、心臓自体に酸素や栄養を送っています。その量は、実に全身をめぐる血液の5〜20%にのぼります。体重の0・5%という臓器の大きさからするとかなりの分量ですが、これは心臓が1日10万回の拍動というたいへんな仕事量をこなすために、膨大な酸素や栄養を必要とするからです。

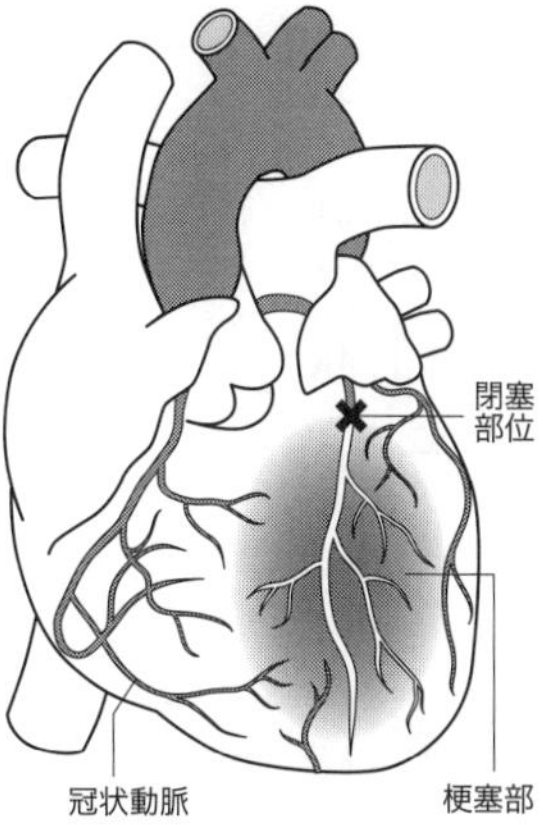

【図9】心筋梗塞の仕組み

ところが、これだけの血液を送るためには冠状動脈という血管は細すぎる。心臓の表面に出ているところで太くて５㎜、細ければ１㎜しかありません。それから細小動脈に分かれて行って、終わっているわけです。ほかの多くの臓器の栄養血管は網目状になっていて、こちらが駄目ならあちらから流れるということができる。しかし、終末動脈とも呼ばれる冠状動脈には、側副血行路すなわちバイパスがありません。だから冠状動脈が１箇所詰まれば、急性期には解剖学どおりにその先は心筋梗塞を起こしてしまう【図９】。そのうえ冠状動脈の根元は、心臓に近いためにただでさえ動脈硬化が出やすいのです。なんとも巧妙な仕掛けに見える人間の心臓ですが、この点では大きな設計ミスがあるのです。

冠状動脈が閉塞してしまうのは、動脈硬化で細くなった血管に血栓が詰まったり、動脈硬化が進んで血管の内側が塞がるまで盛り上がってしまうためです。心筋梗塞は締めつけるような激しい胸痛を伴い、梗塞部の先に血液が流れなくなるため、心不全による様々な症状が出ます。

こうした急性心筋梗塞に対して、急激な症状が見られないために、気付かれないまま過ぎてしまう心筋梗塞もあります。本人に聞いても、さしたる自覚症状がない。けれども、なんとなく具合が悪いし心機能も次第に落ちていくので、よくよく検査してみると、あちらこちらに心筋梗塞を起こしていた、というような場合です。

糖尿病の人は痛みを感じにくいので、知らないうちに小さな心筋梗塞を起こしていることもある。痛みという警報装置が作動しないことによって、虚血状態を悪化させてしまうこともあるため注意が必要です。無症候性心筋梗塞という言葉もありますし、陳旧《ちんきゅう》性《せい》心筋梗塞ともいいます。

狭心症は心筋梗塞のはじまり

冠状動脈が100%詰まってしまった状態を完全閉塞といいますが、50〜75%ぐらいまで狭まった時点で、心臓の筋肉は血液が足りない虚血状態に陥ります。この場合、狭心痛と呼ばれる警報が出ますが、心筋梗塞の長く続く胸痛とは違って、こちらは数分から10数分でおさまります。心機能も一時的にやや低下するものの、まだ回復し得る。これが狭心症です。

したがって心筋梗塞と狭心症とは、虚血性心疾患という同じ病態の隣りあったステージであると言えます。心筋梗塞が起きる数日から数週間前には、狭心症の発作が出たり悪化したりするなどという、前兆のある場合があります。

狭心症の発作が起きやすいのは、運動によって心臓に負荷がかかった時、温度差などで血圧が上昇した時、感情的に興奮した時、あるいは食事や発熱で心拍数が上がった時などです。

身体を動かしている時に起きる狭心症は、労作性《ろうさせい》狭心症と呼ばれます。これは、全身の活動によって心臓の動きも活発になっているにもかかわらず、心筋に供給される血液の量が追いつかないケース。動脈硬化のほかに、大動脈弁狭窄症やバセドウ病、貧血が原因となることもあります。

一方、安静時にも起きるのが冠攣縮性《かんれんしゅくせい》狭心症で、冠状動脈が不意に収縮することによって血液の供給が減ってしまうケースです。より強い狭心痛を伴うことが多く、動脈硬化の進行が見られない場合も少なくありません。

移植でしか救えない心筋症

心筋梗塞を起こした心臓は、壊死してしまった部分が動かなくなって、やがて心筋症になります。心筋症とは、心筋の異常によって、心臓の形や働きが損なわれる病気です。心筋梗塞を繰り返すと最終的に心筋症になりますが、心筋症には特発性心筋症といって原因不明のものがあり、むしろこちらの方が多いのです。

特発性心筋症は左心室が拡張する拡張型、心室の壁が異常に厚くなる肥大型が大半で、さらに心室が拡張しない拘束型というものもありますが、いずれもいまのところ心臓移植以外に治療法がありません。

なかでも心不全を繰り返したり、突然死を起こすことも多い拡張型心筋症は、心臓移植の第一の適応となっています。拡張型心筋症というのは、心室が収縮しないので、心臓が拡大してさらに動きが鈍った状態です。

心臓というのは、血液を押し出す力が弱ってくると、大きくなって対応します。よい心臓は、血液が100cc入る左心室から、1回に70ccを押し出す。ところが心不全で血液を50%しか押し出せないと、左心室には容量の半分の血液が残り、左心房からは相変わらず血液が補充されるので、左心室は拡大してしまいます。

拡張型心筋症の原因はよくわかっていませんが、若い頃のウイルス性心筋炎も有力な原因だろうと言われています。

ウイルス性心筋炎というのは風邪の一種で、そう珍しいものではありません。ウイルス性の胃炎や腸炎が胃や腸にくるのと同じように、心筋と心膜にくるタイプの風邪です。ところがこれにかかると、昨日まで元気に走り回っていた体育会系の若者が、補助人工心臓が必要なくらいの重症心不全になってしまう場合もあります。また、たいした症状もなく経過して、10年、20年経ってから拡張型心筋症を発症する場合もあるのです。

心臓が病的に大きくなってしまうという意味では、一般に心肥大という言葉も使われますが、医学的には拡張と肥厚という異なった状態があります。

心臓の容量が拡がるのが拡張型心筋症ですが、肥大型心筋症では心臓の筋肉自体が厚くなります。たとえばある部屋の出口が狭窄症でなかなか血液が出ていかない場合、筋肉はものすごく頑張った挙句に厚くなってしまう。この働きすぎてぶ厚くなった筋肉が、とうとう疲れて怠けだすと、心臓は拡張してしまいます。これが肥大型心筋症の拡張相で、こちらも日本では心臓移植の適応になっています。

心室細動の恐怖

２００２年に高円宮憲仁親王が急逝されたことで広く知られるようになった心室細動は、頻脈性の不整脈の一種です。心臓が小刻みに震えるだけで血液を送り出すことができなくなった状態で、心臓の発作のなかでももっとも怖い。全国で年間５万人、交通事故の7倍以上の死者が出ています。

けれども宮様の不幸な出来事によって、心室細動のことが広く一般に知られるようになりました。それによって救急救命士の活動範囲が飛躍的に広がり、自動体外式除細動器（ＡＥＤ）の普及が一段と早まったことは、せめてもの救いと言えるかもしれません。著名人がある疾患に苦しんだり、生命の危機が迫ったりしたときに、社会の医療に対する容認が加速度的に進むケースはしばしば見られます。

１９３０年に時の浜口雄幸首相が東京駅で暴漢に撃たれ、東京帝大塩田広重教授の手術で一命をとりとめた際には、それまでわが国にあった輸血に対するタブーが解けました。１９８０年、大平正芳首相が急性心筋梗塞に倒れた時には、冠状動脈バイパス手術に対する国民の理解が一挙に深まりました。こうして一般に知識が普及することが、さまざまな制度の整備につながるのです。

話を戻しますが、心臓には自律性がありますから、完全に止まってしまう前にはまず心室細動になることが多い。いきなり動かなくなってぴくりともしない、というケースは稀です。心臓から血液が送り出されない状態を心停止と言って、心室細動もその一種です。一方、心臓の細胞の動きが全て止まってしまう状態は、心静止と呼ばれています。

通常、心臓は洞結節が発した命令に従って動いています。ところが心筋梗塞が起きると、異常な興奮状態に陥ってしまう。死んでしまった細胞はもう何もしませんが、トワイライト・ゾーンと呼ばれる半死半生の細胞が、苦し紛れにあちらこちらに命令を発します。その命令があまりに強烈なので、周囲の細胞もそれに従って走り出してしまう。リエントリーといって、命令系統が完全にバラバラになった状態が心室細動です。

心室細動が続けば、脳から順番に臓器がだめになって死んでしまう。突然死の原因のなかでも、かなりの割合を占めます。

心臓に電気的な狂いが生じて心室細動になったのであれば、除細動器や薬物で正常の状態に戻すことも可能です。しかし、心筋梗塞による心不全の最終的な段階として心室細動にいたった場合は、そう簡単には戻りません。

除細動器とは何か

AEDは、半死半生の細胞が苦し紛れに発する命令に勝る強烈な電流を心臓に流すことによって、心室細動に陥った細胞の動きを整列させようという器械です【図10】。

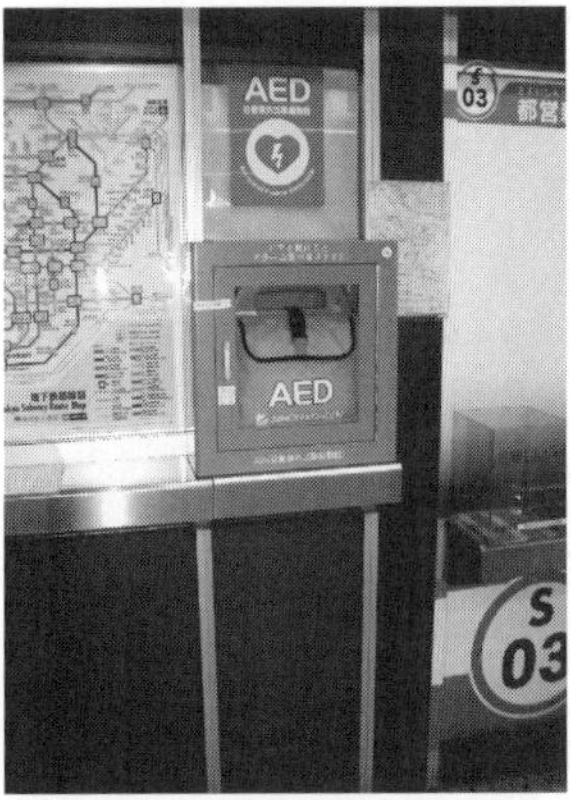

【図10】街中で見かける機会も増えた

2004年から医療従事者以外による利用が解禁されたため、ずいぶん普及してきました。ごろ合わせでハートエイドと呼ばれて、公共施設や駅、航空機などに設置されています。電極を胸に貼り付ければ、自動的に心室細動かどうかを判断して通電を指示してくれるため、特別な資格なしに誰でも使うことができます。

ただし、激しい電流を流すことによって心筋細胞は減少します。何十回も電気ショックをかけたら、皮膚も焼けただれてしまいますが、心臓の筋肉もたくさん失われてしまう。ですから、できるだけ少ない回数で確実に回復させなければならない。

心室細動にも、質のいい細動と悪い細動があります。〝いい〟細動ならば、リズムが戻る可能性が高いため、すぐに電気ショックをかける。〝悪い〟細動は、波形がバラバラだったり、力が弱い。その場合は、エピネフリンなどの強心剤を心腔内に注射し、心臓マッサージを続けて〝いい〟細動になったところで電気ショックをかけます。心静止の場合は、心臓マッサージをしながら心室細動が起きるのを待つ。少しでも心臓が動いていないと、どうにもなりません。

電気ショックによって本来のリズムを取り戻したとしても、心臓には目に見えない生化学的な変化が起きています。その状態は一晩中、電極を持って待ち構えていなければならないぐらい不安定なものです。

誰でも心房細動になる

もっとも古くから知られてきた不整脈の一種に、心房細動があります。こちらは心室ではなく、心房が不規則に震えるだけで、積極的に血液を押し出すことができない状態です。ただし、心房が担っている機能は心臓全体の2割ですから、左心室がきちんと働いていれば8割方の心機能は保たれる。字面は似ていますが、心室細動と心房細動はまったく違うものなのです。

心房細動は心臓弁膜症によっても起きますが、最大の原因は老化です。心房の壁は心室より薄いので老化が早いし、洞結節が老化して命令を出さなくなる場合もある。

この老化は人にもよりますが、30歳くらいから始まります。40代の2・7％、60代の5・9％、80代では9％すなわち11人に1人は心房細動を発症しています。ある程度の年齢になれば、誰でもなりうる病気だということ。「心房細動になっても活躍してる人は大勢いますよ」と説明すると、患者さんは皆さん安心します。

ただし、心房細動で怖いのは血栓ができることです。脳梗塞患者の1〜2割には心房細動がみられます。2000年に亡くなった小渕元総理は、心房細動によってできた大きな血栓で、死に至る重度の脳梗塞を起こされました。

血液が通過していくだけになった心房の中では、血液が淀んで血栓ができやすくなる。心筋梗塞で心筋の一部が動かなくなった場合も同様です。心室細動も、心臓が不規則に震えるだけということは同じですから、血栓ができそうなものです。ところが、この状態は血栓ができるほど長くは続かない。正常に戻るか、そのまま亡くなってしまうかのいずれかなのです。

そうやってできた血栓が、脳に詰まれば脳梗塞、冠状動脈に詰まれば心筋梗塞を引き起こしてしまう。なかでも血栓が飛びやすいのは脳です。それというのも、脳につながる頸動脈という血管が、大動脈の出発点に近い大動脈弓というところから上向きにはじまっているからです。心臓から出た大動脈は弓の部分で直角に曲がっていて、ここから先は下行しているため、いきおい血栓は頸動脈から脳に向かいやすい。また大動脈弓より下流にどれだけひどい血栓ができても、頭に飛ぶことはありません。

しかし、血栓はワーファリンや少量のアスピリンを服用することで予防できるため、管理は比較的簡単です。抗凝固剤さえ飲んでいれば、とりあえず後悔することはない。心機能が従来の8掛けになるといっても、この症状が出るくらいの年齢になれば、それほど激しい活動をする必要もありません。心房細動を患った高齢の女性プロゴルファーもいるくらいで、この程度の運動なら問題ないのです。

高齢化が進む中で、心房細動の患者数はどんどん増加していくことが予想され、いかに脳梗塞を起こさないように管理していくかが重要な課題となっています。

心臓弁膜症と動脈瘤

心臓には、4つの弁膜があります。弁膜とは部屋と部屋を分ける逆流防止弁で、右心房と右心室の間は三尖弁、右心室と肺動脈の間は肺動脈弁、左心房と左心室の間は僧帽弁、左心室と大動脈の間は大動脈弁と呼ばれます。

これらの弁に障害があって、隙間から血液が逆流したり、狭窄によって流れにくくなったりする状態が心臓弁膜症です。血液が正しく流れないことによって、さまざまな心不全の症状が出たり、負荷がかかった心筋に肥厚が生じることもあれば、血栓ができることもある。

弁膜症には先天性のものもありますが、かつて日本ではリウマチ熱による僧帽弁膜症や大動脈弁膜症が多くみられました。リウマチ熱とは小児に多い、関節の腫れを伴う感染症です。ところが最近ではリウマチ熱は減りましたが、動脈硬化性つまり老化現象による弁膜症が目立ってきた。高齢化によって、弁膜症は増加しています。血管が動脈硬化を起こすように、弁もまた石灰化してしまうのです。

それから、動脈硬化性の動脈瘤も増えてきました。動脈瘤とは、血管の弱くなった部分に圧力がかかり、外側に膨らんでしまった状態です。腹部大動脈に発生することが大多数ですが、次いで胸部大動脈に多く、冠状動脈にできることもあります。

胸部大動脈で言えば、大動脈が心臓から出てすぐの部分である上行大動脈や、その先にある大動脈弓の大動脈瘤がとても多くなっています。動脈瘤の内部では血液が淀むので、血栓もできやすい。

血管の壁には内膜、中膜、外膜という3つの層があります。内膜がひび割れて中膜に血液が流れ込み、裂け目がどんどん進んでしまうのが大動脈解離です。血管が裂けるのですから、たいへんな激痛を伴う。また動脈硬化の人が喫煙したり高血圧の状態にあると、血管に負担がかかるため起きやすくなります。

動脈瘤も解離性大動脈瘤も、血管が破裂して血液が外に漏れ出した場合は死亡する可能性が高い、危険な病気です。

その他の心臓疾患

ここまで説明してきたのは後天性の心臓病ですが、なかには生まれつき心臓に異常や奇形を持っている人もいます。

先天性心疾患にもさまざまありますが、もっとも多いのが心房のしきりに穴の開いた心房中隔欠損症で、次に心室のしきりに穴の開いた心室中隔欠損症、大動脈弁が狭くなっている大動脈弁狭窄症、チアノーゼが特徴のファロー四徴《しちょう》症、それから榊原先生が最初に手術したボタロ管開存症、肺動脈弁が狭くなっている肺動脈弁狭窄症と続きます。

心臓の4つの部屋ができ上がるのは、妊娠から間もない7〜8週という時期です。人体の発生というのは、左右からゼリーのようなものが押し寄せてきて、真ん中で合わさるという構造が多い。鼻の下や舌下の紐などに、その合わせ目が残っていますね。この中心線は正中線とよばれますが、人間の体では正中線上の間違いというのはたくさんあって、中隔欠損症もそのひとつです。

先天性心疾患は、重篤なものならば生まれてすぐ判明しますし、中高年になってはじめてわかる場合もある。心房中隔欠損の穴が小さい場合など、無症状で比較的ゆっくり進行するタイプの不具合であれば、出産も子育ても終わった頃に「子供の時から言われていたんですが」と外来にやってきて、ちょっとした心不全がみつかるということもあります。

新生児の1000人に8人が心疾患を持っているといわれますが、その中には自然に治ったり、一生処置をしなくても済むような軽微なケースも含まれるため、手術は国内で年間8000件を割るくらい。後天的な心臓病やがんに比べてはるかに少なく、治癒率も上がってきています。診療機関は小児専門病院など、全国に20箇所くらいです。

そのほか、これは後天的な要素ですが、麻薬の常習者が多い国では、不潔な注射器で静脈注射することで感染する三尖弁の感染性心内膜炎がよく見られます。それから感染症の中には、ウイルス性心筋炎を起こすような心臓に親和性を持ったウイルスもあります。ここ数年話題になっている新種のインフルエンザが流行したら、どうなるでしょうか。

あとは、交通事故のハンドル外傷というものもかなりの数にのぼります。自動車が衝突すると運転手の胸には、ちょうど心臓マッサージと同じような位置にハンドルが当たる。血圧の3倍の圧力を掛けると、心臓は破れてしまいます。交通事故の際には、心破裂以外にも、大動脈が折れたり弁膜がちぎれるということもあります。

ただし心臓疾患全体から見れば、これらの問題が少数派であることは確かです。

4、心臓の状態を知るために

心電図はどれほど役立つか

これまで、さまざまな心臓病の説明をしてきました。こうした病気を早期に発見し、治療や手術の方針を決めるために欠かせないのが各種の検査です。心臓の病気は、一般の健康診断などの機会に偶然見つかる場合もあれば、なんらかの自覚症状があって診察を受けることで見つかる場合もあります。

心電図は、心筋が活動する際に生じる電気的変化を波形として表したものです。心臓の電気現象に関するさまざまな情報を簡易に得られる手段として、ひろく活用されています。心臓の検査としてはもっとも一般的なものですから、皆さんも一度は受けたことがあるのではないでしょうか。

心電図には、いま現在の病気と、過去の病気によって心臓に生じた変化に関する情報があらわれます。不整脈の診断には不可欠ですし、聴診器での診断が難しい虚血性の変化も見つけることができる。

また、心筋梗塞で心臓の壁の一部分が死んでしまうと、そこは電気的にゼロ電位になるため、心電図の波形が変わります。異常な波形は、心筋梗塞を発症して2〜3日、あるいは1週間ぐらい経つと出てきて、まず回復しません。陳旧性心筋梗塞などで本人に自覚がない場合でも、心筋梗塞の痕跡は、安静時心電図にはっきり残っているのです。また心筋の肥厚した部分では、より大きな電気が生じるため、これも波形の変化として心電図にあらわれます。

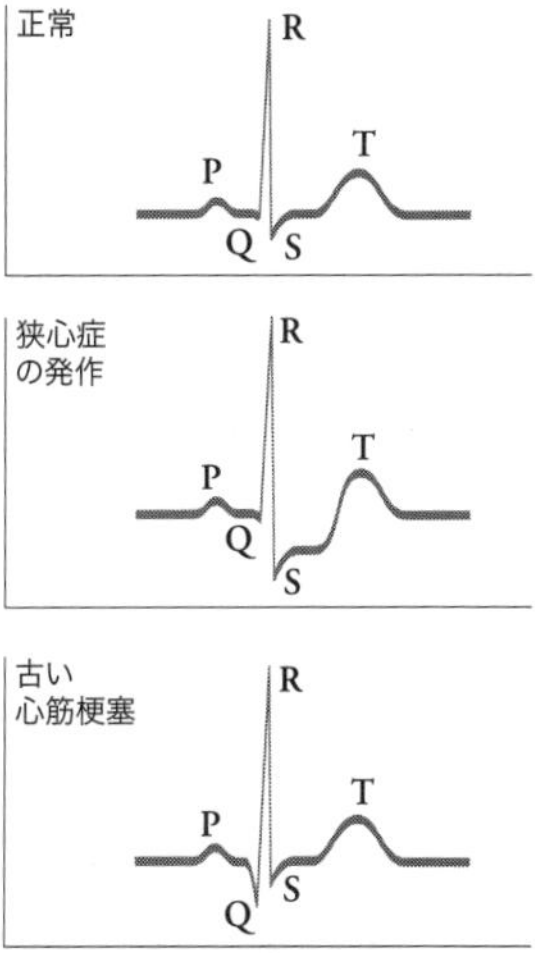

【図11】心電図の読み方

ここで、心電図の簡単な読み方を説明しておきましょう。心電図の波形にはP、Q、R、S、Tという5つのポイントがあります。もっとも注目されるのがSとTの間で、このSTが下がっているのは狭心症のように心臓に負荷がかかっている状態。古い心筋梗塞は、異常なQがあることでわかります【図11】。

このように、心電図には各種のデータが盛り込まれているのですが、そこから読み取れる情報量は医師によってまちまちです。たくさんの症例を経験していれば、ぱっと見ただけで「心筋梗塞をやりましたね。1年ぐらい前ですか」というくらいに、全体像がつかめる。これは、この他の検査でも同じことです。

心電図は心臓病の診断の入り口であり、救急の現場では行動の基準ともなる大事な検査です。ただし、この段階で異常が見つからなければ、それで大丈夫だということではありません。心電図にも異常はない、CTスキャン（コンピュータ断層撮影）やMRI（磁気共鳴画像）を撮影してもなにも見つからない。それが、カテーテルを入れてはじめて狭窄が見つかるということもあります。

病気を引き出す負荷心電図

皮膚の上から心臓の電位を測定する、もっとも一般的な心電図が体表面心電図です。そのうち、ベッドに仰向けに寝て胸と手足に12個の電極をつける安静時心電図は、標準四肢誘導心電図とも呼ばれます。体表面心電図には、ほかに負荷心電図とホルター心電図があります。

負荷心電図というのは、患者さんに運動をしてもらいながら記録する心電図です。労作性狭心症などで、胸痛の発作がおさまってから来院された場合に、症状を再現するために実施します。運動時に心臓の血液が不足する、虚血性心疾患の診断に有効です。ほかに、心機能や治療効果の評価、リハビリテーションや生活指導にも使われます。

人間の心臓は、寝たり机に向かっている時には、心拍数が70で血圧は１２０－80、体循環血液量の約５％を使って動いています。これが、安静時心電図が記録する状態です。一方、誰でも運動をすれば心拍数があがりますが、それが病的かどうかを判断したい時もあります。負荷がかかることによって、安静時にはない不整脈が出てくることもあるからです。循環器系の状態を活発にして、隠れている病気を顕在化しようというのが負荷心電図です。

踏み台昇降の前と後に心電図を記録して比較するのがマスターの２段階法で、１分30秒のマスターシングルと、３分間のマスターダブルがあります。さらに詳しく調べるためには、ベルトコンベアーの上でウォーキングをしながら記録するトレッドミル法、あるいは自転車をこぎながらのエルゴメーター法を用います。こちらは5段階に分かれていますが、胸痛が起きた時点で心電図にも変化が起きるので、診断が確定します。また人によっては、心臓より足のほうが先に疲れてしまって検査が終わることもある。

負荷心電図に虚血性の変化が表れた場合は、冠状動脈のどのあたりにどの程度の狭窄があるかを推測することができます。もちろん、病気が疑われる心臓に敢えて負担をかけるのですから、万全を期さなければならない。マスター法は臨床検査技師、トレッドミル法、エルゴメーター法の場合は必ず医師の観察下で検査を行なうことになっています。

24時間のホルター心電図

心電図を記録している最中に症状が現れていないと、心電図では診断できない異常もあります。ところが安静時心電図ではたったの30秒、負荷心電図でも長くて15分ぐらいしか記録できません。これらの検査の弱点を補うのが、24時間分のデータを記録するホルター心電図です。

患者さんには、小型の心電計と記録装置を装着し、2個の電極を胸部につけたまま24時間、日常生活を送ってもらいます。普段どおり乗り物に乗って、仕事をして、三食をきちんと食べて、お風呂も半身浴ならば可能です。

人間の心臓は1日に約10万回動きます。ホルター心電図では、そのうち心室性の不整脈が何回で心房性の不整脈が何回、心室細動が何秒続いて心停止が何秒あったかということが、すべてわかる。そのなかにはもちろん、自覚症状のない病気が含まれていることもあります。この分析結果から、「そろそろペースメーカーですね」とか「お薬の量を増やしましょうか」などという治療方針を立てる。

はじめて来院したその日に、すぐホルター心電図を取ることもあります。自覚症状を尋ねて不整脈が関係していそうだったら、安静時心電図が正常でも負荷をかけて、それからホルター の機器をつけて帰ってもらう。負荷心電図とホルター心電図を取ることによって、診断はかなり煮詰まります。そうすれば、3日目からは治療を開始することができるのです。

エコー、CT、核医学検査

それから、心臓の様子を体外から「見る」ことのできる各種の検査方法があります。心エコー検査（心臓超音波検査）では、体外から発信した超音波の反射によって心臓の画像が得られる。形態や機能を調べる超音波診断法と、血流を調べる超音波ドップラー法があり、いずれも心電図と同様に、痛みもなく安全かつ短時間で行なうことができます。

心臓の状態がリアルタイムで実像として見える心エコー検査は、さまざまな心臓病の診断に有効です。心不全で心膜液が溜まっている状態は簡単に診断できますし、心室や心房の大きさや壁の厚さもわかる。なかでも弁膜症では、重症度や治療の方針まで判断することができます。モニター画面のカラー化や画像の精度が向上したことによって、先天性心疾患や弁膜症では、次に説明するカテーテル検査をしなくてすむケースも増えてきました。

ＣＴスキャンやＭＲＩなどの画像診断でも、心臓の機能はよくわかります。これらは大動脈の変化を捉えるために用いることが多く、とくにMRIでは大動脈がまるで実像のように見えるため、解離性大動脈瘤の手術の計画を立てる際に非常に有効です。さらにMDCT（マルチスライスCT）では、冠状動脈もよく見えるようになってきています。

タリウム201という心筋に集まりやすい放射性同位元素を注射して、その取り込み具合によって心筋の虚血の箇所や程度を調べる検査が、心筋シンチグラム（心臓核医学検査）です。血流が低下している箇所ではタリウムが取り込まれる量が減るため、心筋の代謝の状態や梗塞部位がわかります。

心筋シンチグラムでは、検査時に虚血性の変化が生じていないと病気を捉えることができません。そのため負荷心電図と同様に、トレッドミルやエルゴメーターで負荷をかけてからタリウムを注射し、その直後と時間がたってから撮影した画像を比較します。この検査は1日がかりですが、虚血性変化の部位と程度を見ることができ、狭心症が疑われる場合に最適の検査です。

このほか心臓の音を「聴く」聴診は、すべての検査の入り口です。さまざまな検査技術が高度に進化したため、診断における重要性は薄れてきましたが、心臓の検査としてはもっとも古い歴史があります。また胸部X線検査や血液検査も、基本的なものです。

カテーテル検査

ここまでの検査は、いずれも体の外から心臓の動きを探るものですが、心臓にメスを入れることなく心内の情報を得ることもできます。それが心臓カテーテル法です。手術前に欠かせないこの検査では、血管を通じて心臓の中にカテーテルを入れて、心房や心室の圧力を測定したり、血液の酸素含有量を調べます。別々の部屋の数値を較べることで、どこの壁にどのくらいの大きさの穴が開いているかなど、異常をみつけることができる。検査そのものは40分程度ですが、事前の用意と術後の安静のために数日の入院が必要となります。

心エコー検査で疑われた異常を、画像的により詳しく調べることができるのが、心臓血管造影検査です。冠状動脈の根元や心臓の中までカテーテルを入れて、必要なところに造影剤を注入してX線で撮影する。血流の流れ方やそれぞれの部屋の大きさ、動き方がわかり、狭心症や心筋梗塞、心臓弁膜症や心室中隔欠損などの先天性疾患も診断できるのです。

血管造影は、動画として記録します。狭窄や梗塞があれば、血管が細く見えたり造影剤がつかえて造影が遅れることで、その部位や程度が判断できる。カテーテル検査とその他の検査の結果をあわせて、最終的な診断や治療方針が決定されます。

圧力測定、ガス分析、造影検査の3つは、心臓カテーテル法が発見された当初からの大切な活用法でした。それは現在も変りません。ほかには、心内心電図が急速に進歩しています。電気生理学的検査とも呼ばれるこの検査では、心臓の電気現象を数秒でマップにしてみることができます。不整脈の原因となる異常な箇所や伝導路をピンポイントで検出できるため、その後の電気的焼灼《しょうしゃく》(高周波を用いて病巣や異常伝導路を焼ききる方法)のためにぴったりの検査です。

現在ではカテーテルは、バルーン拡張術(5章参照)などの治療目的にも広く応用されています。心臓カテーテルの手法は日本では私たちの教科書からはじまりましたが、それは診断が主体で、現在の多彩な診断・治療手段への展開は全く予想ができませんでした。

また最近では、カテーテルは上肢の動脈から挿入することも多くなりました。それまでは太さが直径3㎜程度だったので、足の付け根の動脈からでないと入らなかったものが、2㎜以下という細い管ができた。

上肢から入れた場合には、患者さんは検査が終わったらカテーテル室から歩いてベッドに戻って、次の日には退院できます。足から入れた場合は、検査が終わっても6時間ぐらいは動けない。高価な設備とマンパワーなど医療資源が詰まったカテーテル室で、医師が止血のために挿入部を30分から数時間も押さえていなければならないことも合せて、たいへんなコストです。最近では、血管をプラスチックの腕輪で簡単に圧迫止血することができるようになりました。

これらの検査は、自覚症状や心電図の結果によって、複数を組み合わせて計画されます。緊急の場合にはいきなり冠状動脈造影を行なうこともあれば、余裕をもって段階を踏む場合もあるのです。

5、心臓病はこうやって治す

薬物による治療

たいていの病気と同じように、心臓病の治療にも内科的治療と外科的治療とがあります。内科的治療とは薬物によるもので、外科的治療は心臓カテーテル療法と開胸手術に大きく分かれます。

この15年ほどで、心臓病に使われる薬はずいぶんと様変わりしました。その大きな理由は、薬の評価、この薬がよい薬かどうかの判断材料が変わったことにあります。以前は、狭心症の薬は発作が減る薬、不整脈の薬は動悸が減る薬、心不全の薬は息切れがとれる薬がよい薬とされていました。

今でもこれは真実ですが、それに加えて今は、飲み続けた場合に、長生きできるかどうかが良薬の目安となったのです。発作のとれる薬をのみ続ければ予後もよくなるだろうと思うのは当然ですし、実は私たちもそう思っていました。でもそれは必ずしも正しくないことがわかってきて、特に心臓の薬ではそういうことが多いのです。

いまでは素晴らしい薬が出てきたことで、心不全の患者さんの死亡率は約半分に減少しました。また血中脂質のコントロールがしやすい時代になり、動脈硬化の薬物治療が始まったと感じます。

心臓の薬には血管拡張剤が多い。心臓は抵抗に対して血液を押し出していますから、血管を広げてやればそれだけ抵抗が減って楽になります。ところが、初期の薬は極端に血管が拡張されるおかげで血圧が急激に下がってしまうなど、怖くて使えないような代物でした。現在では、心臓の負担を取りつつ、なおかつ血圧があまり下がらないような薬が出ています。

心臓に激痛が走った場合、ニトログリセリン錠を舌下に1錠入れると10～20分で、通常なら効いてきます。30分経ってもまだ苦しくて、2錠目が必要になるかどうかで、狭心症なのか心筋梗塞に向かいつつあるのかということが区別できます。

ニトログリセリンが心臓病に有効であるということは、ノーベルがダイナマイトを発見した時点では、まだ判明していませんでした。しかし、ニトログリセリン工場で働く狭心症の従業員は、休みになると発作が起き、工場では起きないことから、まもなくニトログリセリンに血管拡張性があることがわかったのです。血管拡張作用がある物質は世の中にたくさんありますが、なかでもニトログリセリンには冠状動脈を広げる効果があります。

バイアグラももともとは、血管拡張剤として開発された薬です。どういうわけか、狭心症が良くなるよりは何かムクムクしてくるということで有名になりました。ところが、肺高血圧症という肺の血管が硬くなる子供の病気には、とても良く効く。だから最近の学会でも、バイアグラの名前は頻繁に登場しています。薬というのは諸刃の剣で、さまざまな作用や副作用がありますので、それらを上手く活用していかなくてはならないのです。

不整脈の薬、心不全の薬

前にも書きましたが、不整脈で一番怖いのは突然死です。以前から、心筋梗塞を起こした後に期外収縮という不整脈がたくさんでると突然死しやすいという米国のデータがありました。期外収縮というのは、脈がぽんと1回抜けたように感じる一番ありふれた不整脈です。不整脈の薬を飲むと期外収縮がかなり減りますので、突然死もずいぶん減るだろうと思うのですが、実はそうではありません。

１９８０年代後半、ＣＡＳＴという名前の臨床試験が行なわれました。１５００人ほどの心筋梗塞の患者さんの同意を得て、不整脈の薬を飲む実薬群と、偽薬といって外見は一緒ですが薬の成分はない錠剤を飲む群に半分ずつ振り分け、その後1年半ほど経過をみたのです。その結果、たしかに実薬群では期外収縮は減ったのですが、驚くことに死亡率は偽薬群よりもずっと高かった。

今までよいと思って患者さん皆に処方していた薬が、突然死予防どころか命を短くさせていたという事実は当時の医学界にショックをもたらし、薬の見直しが始まりました。ＣＡＳＴは大規模臨床試験の走りです。この15年間、米国を中心に数百の大規模臨床試験が行なわれ、長生きさせることが実証された薬だけが良薬として認められる時代になりました。大切なのはネズミを使った研究室の実験ではなく臨床試験だという、大きな意識の転換がなされたのです。

今では、期外収縮を見たからといってすぐに不整脈の薬を出すことはありません。本当に突然死の危険がある患者さんには、アミオダロンという特殊な薬が有効です。

また、心不全はポンプ力低下が原因ですので、以前は収縮力を高める薬、すなわち強心剤が広く使われました。循環がよくなり、患者さんはとても楽になります。でもそれは長続きせず、大規模臨床試験では、強心剤は心不全の患者さんの予後を悪化させるという報告が相次ぎました。強心剤は疲れた心臓を無理に働かせる「やせ馬に鞭を加う」薬だったのです。

今、慢性心不全の主役の薬は、β遮断薬といって強心剤とは正反対の薬です。以前は、ポンプ力が低下するので心不全には使ってはいけない薬でした。1970年代、スウェーデンの医学部を卒業したばかりの内科医が心不全にβ遮断薬が効くと発表しましたが、当時は見向きもされませんでした。今では多くの大規模臨床試験が、β遮断薬が慢性心不全の患者さんの死亡率を4割低下させることを実証しています。

β遮断薬は心臓をサボらせる薬です。十分休養をとらせ、交感神経というストレスから守ってあげると心臓は回復します。ただサボっている間、循環は悪くなりますので、少量から始めて少しずつ増量するなど医師のさじ加減が要求される薬です。

さらに、心不全の心臓にとってのもうひとつのストレスは、アンギオテンシンというホルモンです。ポンプ力が低下すると血圧が下がります。アンギオテンシンは血圧を上げるホルモンです。血圧が維持されることは全身にとってはよいことなのですが、アンギオテンシンは心臓にとっては邪魔者で心臓を痛めつけます。

アンギオテンシンをブロックする薬がACE阻害薬やアンギオテンシン受容体拮抗薬(ARB)で、現在の心不全の薬のもう一方の主役です。

カテーテル療法の進化

1990年頃から早期がんの切除などでも、口や肛門あるいは胸腹壁から内視鏡を入れてモニターを見ながら行なう内視鏡手術が増加しています。ここ10年で心臓病の治療でも、体への負担が少ないカテーテル療法が急速に普及しました。この手術は局所麻酔で行なうことができ、短時間で終わるため、高齢者などにも適用できます。

前述したように、動脈硬化を起こした冠状動脈が狭くなると狭心症、完全に詰まってしまうと心筋梗塞になる。狭心症で心不全の症状が出ていたり、心筋梗塞に進行する可能性がある場合、あるいは急性心筋梗塞を起こした時は、バルーン拡張術（冠状動脈形成術、PTCA）を行ないます。

バルーン拡張術は、冠状動脈の狭窄をカテーテルの先につけた風船で広げるという治療法です。冠状動脈造影検査の技術を応用したもので、1977年にスイスで開発されました。

冠状動脈造影で狭窄が見つかったら、まず患部にガイドワイヤーという細い針金を入れます。次にその外側からバルーン付きのカテーテルを通し、バルーンを膨らませてコレステロールプラークの出っ張りを押し広げてやるのです。

急性心筋梗塞の場合も、まずは完全閉塞の箇所にガイドワイヤーが通るかどうかを試みます。狭窄部分に血栓が詰まっていても、0・2〜0・3㎜という細いワイヤーならば血栓を越えられるかもしれません。ガイドワイヤーが通れば、まずは吸着カテーテルを通して血栓を吸引します。それからバルーン拡張術に進むわけですが、ガイドワイヤーがつかえてカテーテルによる治療ができない場合は、本格的な外科手術を選択せざるをえません。

ステントの有効性

せっかくバルーンで広げた冠状動脈も、そのままでは3ヶ月以内に3〜4割が再狭窄を起こしてしまいます。そこで、ステントという金属製の管を入れて、内側から補強します。ステントは、カテーテルで持っていって必要な場所でバルーンを膨らませて放すと、スプリングが広がって固定される仕組みです【図12】。

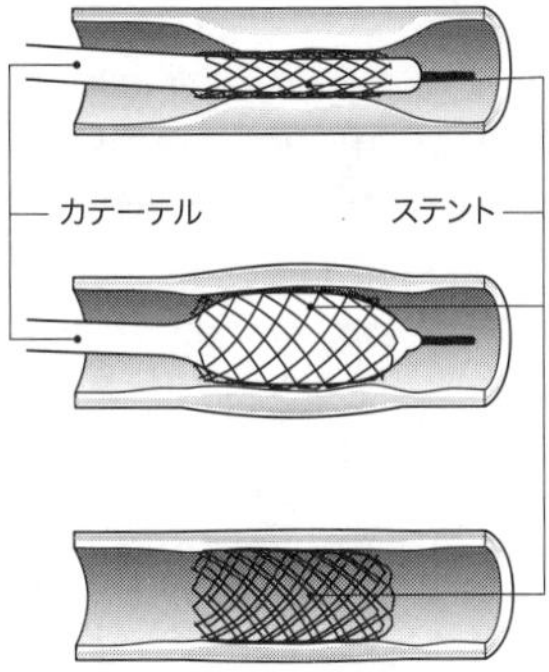

【図12】冠状動脈のステント治療

冠状動脈は英語でコロナリー・アーテリーといいますが、長さ2〜3cmのステントが何本も、冠状動脈のあちこちに入っている状態をさして、メタル・コロナリーと呼ぶこともあります。

さらに、最近では薬を塗ったステントが登場しました。金属の表面に、細胞の増殖を抑える薬が塗布してあるものです。従来のベア（むき出しの）ステントでは、管の内側や両端に脂肪や細胞が付着して、約6ヶ月の間に再狭窄が起きてしまうことがありました。これは、薬が効いている間にステントが血管の一部になってくれたらという試みです。

この新しいステントが登場してから、日本で約1年、アメリカでも2年くらい経ちました。単に再狭窄の時期が先延ばしになっただけなのか、再狭窄を根本的に免れることができるのかは、まだわかりません。

いずれにせよ、ステントの進歩によって再狭窄は確実に減っています。急性心筋梗塞になりかけの状態を切迫梗塞といいますが、ステント治療が間に合えば、その先の心筋をすべて救うことができる。冠状動脈の太い部分が3箇所とも狭窄した三枝病変も、内科医がなんとかバルーン拡張術で治療することができるようになりました。

減少するバイパス手術

冠状動脈が完全に閉塞してしまってカテーテルが通らない場合、あるいは狭窄の度合いが激しくバルーン拡張術で対応できない場合には、冠状動脈バイパス手術を行ないます。

これは、冠状動脈の狭窄や梗塞を迂回する血管を作ることによって、その先に血液が流れるようにする手術で、急性心筋梗塞の緊急手術として選択されることもあります。開胸式の本格的な外科手術ですから、体への負担はカテーテル療法に比べて大きくなりますが、再狭窄の可能性が低いというメリットがあります。

ただし、これは動脈硬化を根本的に解決する手術ではありません。それまで通りの生活習慣を長期間にわたって続けていけば、バイパス血管そのものに再び狭窄や閉塞が起きたり、他の血管に新たな病変が生じることもあるため、自己管理が必要です。

バイパスとして使う血管は、心臓とは別の場所から導いてきます。かつては足の静脈を使う静脈グラフト（移植片）が主流でしたが、現在では内胸動脈や胃の動脈を多用するようになってきた。動脈グラフトの開存率（10年後に再狭窄していない比率）は90％で、静脈グラフトの50％から大幅に改善されています。

数年前まで、冠状動脈の狭窄や閉塞の治療においては、世界中でバイパス手術全盛の時代が続いていました。しかしステントの進化によって、2005年頃からバイパス手術の件数は以前の15～20％ぐらいまで激減しています。

日本では従来から心臓カテーテル療法が盛んで、優秀な技術をもった医師も多く育ってきました。ところが、日本の10倍ものバイパス手術が行なわれてきたアメリカでも、いまやステントが大流行しています。２００６年春のアメリカ胸部外科学会では、「アメリカの冠状動脈分野の日本化」というようなことが言われているくらいです。

弁膜症と動脈瘤の外科

心臓弁膜症の手術は、とても古い分野です。日本の心臓外科は、弁膜症と心臓中隔欠損症などの先天性疾患から始まりました。

心臓弁膜症の手術には、閉じなくなったり開かなくなったりした弁の機能を回復させる弁形成術と、弁そのものを人工弁と取り替える弁置換術とがある。自分の弁を温存する形成術で済むに越したことはありませんが、弁の病変が高度で修復が難しい場合には、置換術を行なうことになります。

置換術に使う弁には、生体弁と機械弁があります。生体弁というのは、ウシやブタの心臓から切り取った弁、あるいはウシやブタの心膜から形作ったもの。一方ファインセラミックスでできた機械弁はとても丈夫で、機構自体は壊れたり磨耗することなく10年もちますが、血栓ができやすいという問題があります。生体弁の耐久性もだいぶ長くなりましたが、それでも10年を過ぎると問題がでてくることもあります。

置換後の検査が年に1回で済む生体弁は、医療機関に通うのが比較的たいへんな欧米で多く用いられています。しかし、国土がそれほど広くなく、情報伝達や交通手段の進歩している日本では、月に1回病院に行くということはそんなに難しい話ではありませんから、機械弁の選択にも大きな意義があると思います。血栓ができることと、血栓が飛んで塞栓症を起こすことを防ぐため、抗凝固剤の服用が必要です。

胸部大動脈瘤は、いったん破裂すると助からないことが多いため、早期発見が望まれます。大動脈瘤の手術は、動脈瘤を切除した部分を人工血管に置き換えるものが一般的です。ダクロン糸で織り上げた人工血管は、表面がコラーゲンやゼラチンで覆われていて、人工弁のついたものもあります。

腹部大動脈瘤は、直径が5㎝に近づいたら計画的に手術して、動脈瘤の部分を人工血管で置換します。計画的にというのは、動脈瘤が破裂する前に手を打つという意味です。計画的に行なう手術の危険性は低いのですが、破裂してしまうと病院の玄関まで到着するのも難しいことになります。

上行大動脈やその先の大動脈弓の大動脈瘤は心臓を止めないとできない、大掛かりでリスクも高い手術です。弓部では、頭部にゆく血管をどのように再建するかという難問もあります。しかしここ数年で弓部大動脈瘤の手術も、たいへん成績がよくなってきました。日本人の心臓血管外科医が活躍している分野でもあります。

冠状動脈の場合と同じように、カテーテルによって動脈瘤の内側にステントつきの人工血管を挿入して破裂を防ごうという試みも、次第に現実のものとなっています。

最新の人工心肺

こうした外科手術を行なうにあたっては、基本的には心臓と肺の血液を人工心肺に迂回させて、いったん心臓の動きを止めてやらねばなりません。人工心肺は、心臓の代わりを務める血液ポンプと、肺の代わりを務める人工肺、それと人工心肺回路で構成されています。

血液ポンプは、従来は拍動のないローラーポンプが主流でした。しかしこれでは毛細血管の血液循環が不足したり、赤血球が破壊されてしまうため、拍動流ポンプや遠心ポンプが用いられるようになりました。

血液を酸素加する人工肺には、気泡型と膜型があります。カレル・リンドバーグ・ポンプにも採用された気泡型肺は、血液の中に酸素ガスの泡を通すという方式ですが、長時間にわたると赤血球や血小板などの血液成分を破壊してしまう。また、気泡や微小な血栓が血液に混入するという問題がありました。これに代わる膜型肺は、日本の得意とする高分子化学を活用した技術で、シリコンやポリプロピレンの透過膜を通して血液と酸素を接触させるものです。

人工心肺回路には、血液ポンプと人工肺を結ぶ管と、血液を溜めておいて安定した供給をはかったり、温度を保つための機器が組み込まれています。人工心肺で血流を迂回させた心臓は虚血状態になってしまうので、心停止液を入れて心停止させて、さらに心筋保護液で守ってやらなければなりません。

最近では、小さな範囲のバイパス手術などであれば人工心肺を用いずに、スタビライザーという器具で心臓の動きを抑制して行なう場合もあります。これはオフポンプ手術と呼ばれ、おもに心臓を切開しない冠状動脈バイパス手術で、わが国の若手外科医がたくさんの症例をこなしています。

外科の領域、内科の領域

このところ、循環器病の世界では内科の領域がどんどん広がっています。心臓外科の学会では最大の日本胸部外科学会の会員数が約9000人ですが、内科の日本循環器学会は2万人以上。かつては内科も外科も規模は同じぐらいでしたが、いまでは桁が違います。

医師の気質も、むかしなら心臓外科を志したような進取の気性に富んだ若者が、いまは循環器内科医になっている。なぜなら彼らには、外科医のメスに匹敵するカテーテルという武器があるからです。

検査にも治療にも活用されるカテーテルは、内科的な薬物治療と本格的な外科手術との中間に位置する、インターベンションといわれる領域です。いい訳語がないためカタカナのまま。インターベンションを行なう医師はインターベンショニストと呼ばれています。

保険の診療報酬体系の上では、インターベンションは手術に分類されます。通常の手術は外科ですし、心臓カテーテル法もかつては外科医の私が研究していたくらいですが、現在では内科の担当で、専門の医師がたくさんいます。

ガイドワイヤーさえ通れば、内科医はカテーテルでやれる限りの治療をします。ついこの間までバイパス手術をするしかなかった急性心筋梗塞を、いまでは内科医が治してしまう。外科医としては仕事を取られたという部分もありますが、患者さんからしたら切らなくていいというのは大きなことです。

一方、外科医は外科医で、低侵襲《ていしんしゅう》の手術を目指しています。侵襲というのは、外科の手術が体に与えるダメージのこと。メスを入れたり、中枢神経の働きを抑える全身麻酔をかけたり、また血流を止めて人工的な循環を行なう人工心肺を使用することも含まれます。

最近では、傷跡が小さくて済む小切開手術や、全身麻酔を用いない意識下手術という試みが進められているため、今後は患者さんと医師がお話しながら心臓の手術をするようになるかもしれません。ちょっと怖いようですが、「あなたの心臓はずいぶん脂がのってるね」なんて言いながら。

なにが正しい医療で、患者さんのためによい医療なのか。そして、その治療が人的、物的に医療資源をどのくらい消費しているかを考えつつ、心臓治療の最前線では、内科と外科が日々切磋琢磨しているのです。

脳死移植の現在

1999年2月、臓器移植法（「臓器の移植に関する法律」97年施行）に基づくはじめての移植が行なわれ、心臓を含む4つの臓器と角膜が6人の患者に提供されました。

心臓移植の対象になるのは、現在の薬物や外科的手術では救命できず、移植以外に助かる道がないという重症心疾患の患者さんたちです。虚血性心筋症、拡張型心筋症と肥大型心筋症の拡張相がおもな適応で、いずれも心不全の最たるもの。要するに、ポンプとしてもうダメだという状態です。

医療のレベルも行政の支援も含め、非常に先進的であった日本の心臓病治療の体系のなかで、大きく欠けていたのがこの心臓移植でした。補助人工心臓の臨床も成熟していなかったため、これまで国内では重症患者に対応しきれず、重症心不全の治療は先進諸国に一歩遅れてきました。

私が医師になる直前の１９６１年に、イヌによる同所性心移植（別のイヌの心臓と入れ替える）の長期生存例が発表され、私たちも63年から実験研究を開始しました。その後、67年12月には南アフリカ、アメリカでヒトの臨床心臓移植がはじまりました。

翌68年、世界中の医療機関はこぞって心臓移植手術に参入します。この年に行なわれた１００例の心臓移植のうち、日本でも札幌医大の和田寿郎教授が世界30例目として本邦第一例の手術を実施しました。臓器提供者の脳死診断から臓器摘出、移植手術までを同じチームの医師が担当するという、倫理規定の徹底された現在では考えられないような体制でした。

新しい科学技術が登場したとき、社会経済的あるいは倫理的な問題にすばやく対応できるのが米国です。早くも68年にはハーバード大が脳死診断の基準を発表し、その後のスタンダードとなりました。また大統領も特別委員会を招集し、ガイドライン作りを開始しました。しかし、心臓移植ブームを起こした北米でも訴訟が頻発し、多くの施設は心臓移植から撤退することになります。

一方日本では、和田移植については多くの告発がなされましたが、刑事事件としては不起訴となり、分析も不十分なまま終わりを迎えました。倫理委員会という言葉もない時代に起きたこの出来事を、その後の制度設計に活かせなかったことを、我々は反省すべきでしょう。

重症心不全の治療のために、いつの日かこの国でも心移植を実現させたい。そう考えた私は、以来40年間、実験心移植にはじまり、補助人工心臓の開発、臓器移植ネットワークの構築、また脳死臓器移植法の制定前後の省令、ガイドラインやマニュアル作りにもエネルギーを注いできました。

そんな日本でも、世界の第一例から30年おくれてやっと脳死下における心臓移植が始まったわけですが、その後の症例数は伸び悩んでいます。日本では年間約5000人の脳死者が出ていますが、心臓移植は9年間でわずか33例のみ。ちなみに全世界では、心臓移植は毎年3000例を数えます。

臓器移植法の規定は年齢的にも諸外国より厳しく、臓器提供者は遺言可能年齢の15歳以上とされています。また10歳前後から60歳前後までの待機者は、家族のサポートや感染症の有無というような条件をすべてクリアしたうえで希望すれば、日本臓器移植ネットワークの移植患者待機リストに登録されるのです。

臓器移植は単なる外科手術ではなく、総合社会医療政策とでもいうべきものです。日本の外科技術は優秀ですが、この国はまだ、臓器移植の9割を占めるシステムの問題を克服していません。

どのような集団でも、人口の数％は臓器不全を起こします。一方で、ある割合が脳死状態になってしまうことも避けられません。はからずも発生した医療資源（＝脳死した方の臓器）を、必要とする人に届けるのが臓器移植です。そのために、いかに倫理面の問題を克服し、ダメージのない臓器を獲得し、限られた時間で搬送するのか。このことに対して、社会のエネルギーを最大限に割かなければなりません。臓器移植は、社会全体が奮い立たなければ実現しない壮大な事業なのです。

2005年に、生後11ヶ月の女の子がアメリカで5個の臓器の同時移植を受け、残念ながら帰国を待たずに亡くなりました。素人目で見れば、技術的にそんなことが可能なのかと思われたかもしれませんが、実は血管をつなぐというハードの面では十分に現実的な手術でした。システムの完成している移植先進国では、ありうることなのです。

日本の臓器移植法では、海外で移植を受けることに関しては法の外です。渡航できる人は移植を受けられるけれど、国内で待っている人には、非常に厳しい条件が課されている。よその社会が20〜30年かけて作り上げたシステムに「ただ乗り」するのは、国としては恥ずかしい話だと思います。日本のシステムが社会との接点を克服して十分成熟し、この国の人をこの国で救うことができるようにしたい。生涯をかけての願いです。

4時間のタイムリミット

ほかの臓器と心臓との一番の違いは、脳死移植のほかに方法がないということです。

例えば、肺や肝臓、腎臓は、生きている人から提供を受けることが可能です。腎臓も肺も2つずつあって、片方をあげることができる。肝臓の一部を切除しても、肝細胞はまた増えます。ところが心臓はひとつしかないし、心筋も再生しない。

さらに心臓は、許される虚血時間が短い。血流を止めて心停止保存液を入れた状態で、4時間しかもちません。手術に2時間かかるとすると、搬送には2時間しかかけられない。4時間の間に血流を再開して「真っ赤」な血を流してやらなければ、その心臓は蘇りません。まさに時間との勝負です。

肝臓は12時間で肺が8時間、腎臓ならば24時間の虚血状態に耐えられます。さらにこれらの臓器は、もとの機能を取り戻すまでに多少の時間がかかっても、なんとか体外から補助することができる。腎臓だったら透析器、肺だったら人工呼吸器があるし、肝臓はすぐに働いてくれなくても何とかなります。

心臓はぎりぎり4時間の後は、100%の実力で頑張ってくれなければならない。移植後、心臓の動きが悪い場合は補助人工心臓を付けることもありますが、そういう場合は事態は深刻です。補助人工心臓にも、まだ問題が多いからです。

移植ではない普通の心臓手術で難しいケースであったとしても、心臓を止めていられる限度はやはり4時間。ですから心臓の手術では、結果が早く出ます。たとえば朝の10時から執刀すれば、胸郭を開いて心臓を停止させるまでにしばらくかかりますが、どんなに遅くても午後3時か4時が勝負時。その頃にはもう心臓の修復は終り、その後の立ち上がりがいいか悪いかという、分かれ目を迎えています。

心臓手術のインフォームド・コンセントのための説明をする時、もちろん病気の状態や手術の方法も説明します。しかし、そこでいちばん言いたいのは「長年いためつけられてきた心臓が、治療が終わった後、またよい状態で動いてくれるかが勝負なんですよ」ということです。さらに移植の時には、臓器提供前の提供者の状態に加えて、遠隔の地からの搬送時間、手術をして血流を再開するまでの時間などすべてが関係します。社会全体が、総合的に効率よく機能することが大切だということです。移植の手術自体は、最後の10％を占めるにすぎません。

神経がなくても大丈夫

ところで移植された心臓には、神経がありません。

心臓には痛みを感じる神経はもともとありませんが、脳からの信号を運ぶ神経がありますす。移植の際、切り離された心臓の神経はもちろん切れています。移植後に、ある神経を刺激したら心臓の動きが変わったので、神経が再生されたのではないかという話もありますが、まだ証明されていません。切れた神経がつながったり再生したりということは、基本的にはないと思われています。

だから移植された心臓は、好きな女の子を見てもすぐドキドキしない。頭で感じる神経の信号が届かないため、心臓は自律性だけで動いています。血液が全身を回るのに30秒かかるから、ホルモンが心臓に届いてドキドキするまでに30秒かかる。ただし、そのことによって人間の高次機能が障害されて創造的な行為ができないということは、まったくないようです。

また心臓移植をしてから、20年以上も生活している人がいます。それだけの間には、精神的にもさまざまなことが起きたでしょうが、それでも心臓はちゃんと動き続けてきた。心臓には脳の神経支配がなくても問題ないんじゃないか、というのが実感です。やはり心臓というのは、自律性をもったすごい臓器だと思わざるをえません。

心臓の代替品

心臓の脳死移植が制度としては可能になっても、まだまだ臓器の提供が足りないというのが実情です。とくに日本では、ドナー（臓器提供者）本人の生前意思の表示と、家族の同意が必須となっている点にも問題があります。

現在、移植を待つ患者さんの多くには、機械による補助循環が行なわれています。これは心臓の機能の一部、あるいは全てを機械的に代行しようというものです。ほかの臓器では、こうはいきません。面白いというべきか単純というべきか、心臓の働きは力学的なものにすぎないともいえます。心不全の原因は、リズムが悪いか押し出す力が弱いかのどちらかです。

カテーテルの先端につけた風船の伸縮によって心臓の拍動を助けるバルーンパンピング（ＩＡＢＰ）は、救急的な心肺蘇生や、心不全の治療の一環として用いられます。またＰＣＰＳシステム（心肺補助システム）や体外設置型補助人工心臓は、血液をいったん体外に出し、酸素加して体内に戻すもの。２本の管を通している部分などから感染を起こしやすく、数ヶ月が限界です。

現時点で耐久性、補助能力の両方でもっとも優れているのが植え込み型補助人工心臓で、数ヶ月から数年の生存例が報告されています。コンピュータとバッテリーは体外にありますが、アタッシェケースのように携帯することが可能になりました。

それから機械を使わない方法としては、ブタの心臓を異種移植しようという試みのほか、広背筋や大胸筋、横隔膜などの骨格筋を鍛えてポンプを作り、心室の代わりをさせようという骨格筋ポンプの研究も進んでいます。

人工心臓の将来

現行の人工心臓の耐用期間は長くても2～3年ですから、ブリッジといって移植までのつなぎとして使われています。しかし、これから出てくる人工心臓はおそらく、それだけで何年か生きられるというものになるでしょう。

世界各国で、大きさも機能も自然の心臓に匹敵する人工心臓を目指して開発が進められていますが、日本でも非常に有望なものが出はじめました。東京女子医大の山崎健二医師が小型で耐久性のある軸流ポンプで補助人工心臓の基本設計のアイデアを出したのは1985年頃でした。彼のお父さんが諏訪で精密機械の工場をやっていて、私財をなげうって、息子の考案した植え込み型の補助人工心臓を形にした。これは2005年に最初の治験が終わり、日米で同時に本格的な治験に入りました(【図13】)。

わずか420gの重さで、5年の耐用期間を目指していますが、私はこの人工心臓の潤滑油の研究を良く知っているので、10年もつだろうと思っています。実用化までにはあと1~2年、なるべく早く漕ぎ着けたいものです。最初の3例の治験には約10ヶ月かかりました。厚生労働省の方針次第ですが、8~16例で治験が終了できれば実用化は早まります。ほかにも、テルモの野尻知里医師が研究を統括している磁気浮上型の補助人工心臓があり、ヨーロッパを中心に治験中です。

ちなみに山崎医師と野尻医師は、いずれも私が女子医大の心臓外科で重症心不全の治療体系を作り上げるため悪戦苦闘していたときの仲間です。

現在、人工心臓によって生命を維持している人は、国内に20~30名くらい。心臓移植の優先順位のもっとも高い患者さんたちです。しかし移植の難しい日本では、このようなより高機能の人工心臓が早期に開発されることが待ち望まれています。

大量生産が可能になって、いろいろなサイズの人工心臓が登場すれば、現在は国内で移植を受けられない高齢者や子供にも、道が開けることになる。おそらく2010〜2020年には、移植に代わる、あるいは並び立つ医療として定着するのではないでしょうか。

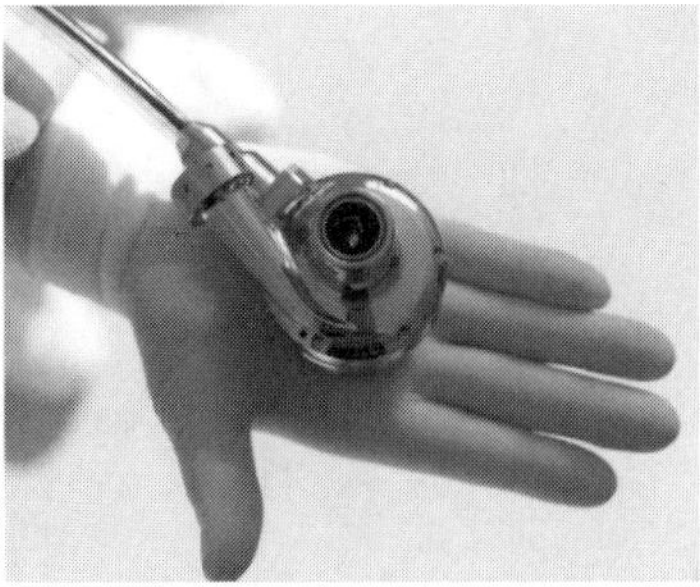
【図13】補助人工心臓EVAHEART
の体内植え込み部分

究極のペースメーカー

人工心臓も心臓移植も、目指すところは動かなくなった心臓をなんとかすることです。その一環として、ペースメーカーの改良も進んでいます。2〜3年前に登場したCRT（心臓再同期療法）という治療に用いられるペースメーカーは、両室ペーシングといって左右の心室に電極を入れて連動させるタイプです。

ペースメーカーの目的は、かつてはリズムの治療のみでした。1分間に70回打つべき心臓が、20や30しか打たない時に入れて、70回打ってもらう。ところが最新のペースメーカーは、リズムのほかに、心臓の収縮様式を変えることができるのです。

心室内伝導障害とは、心臓の中の電気現象が正しく伝わらない状態です。普通、心臓というのは命令が来ると、全員が納得して1回収縮します。ところが心室内伝導障害があると、左右の心室がばらばらに動いてしまう。一方が収縮した時に他方が拡張していれば、血液を効率よく押し出すことはできません。

心臓の主役は、あくまでも血圧を作っている心室です。しかし、血液を押し出した後には、すぐまた同じだけの血液が入ってこなければなりません。心室がメイン・ポンプなら、心房は短時間で血液を供給するブースター・ポンプなのです。この補助ポンプが心不全の場合とくに重要で、心室と心房がきちんと連動していないと、心臓の出力は2割引になってしまいます。

そういう状態にある心臓にCRT用ペースメーカーを入れてやると、正しい収縮様式を取り戻して心不全が改善される場合がかなりある。これによって、心臓移植のリストから外れた患者さんがいるくらいです。ペースメーカー植え込み手術を受けるのは、もともと心臓のいい人ではありません。問題があるのはリズムだけで収縮形態は心配ない、という人は少ないため、次第にこのCRT用ペースメーカーが主流になりつつあるのです。

植え込み型除細動器（ICD）は、心室細動を感知したら自動的に電気ショックをかける器械です。はじめは弁当箱ぐらいの大きさで、胸部には入らないのでお腹に入れていましたが、今ではCRTが約30gでICDが約80g。まだ小さくなる余地があります。

そして、2006年4月に日本でも認可されたCRTDは、CRT用ペースメーカーにICDの機能が加わった究極のペースメーカーです。ペースメーカーを必要とする人にとって、福音となるでしょう。

心臓移植というのは、私たち外科医にとっても100%問題がないと考えてやっていることではありません。ほかに救命の手段がないからこそ、行なっているものです。今後も、ひとりでもふたりでも移植の待機リストから外れていくような、素晴らしい治療法が世の中に生まれることを願っています。心臓移植の代替治療を一生懸命考えてゆくことも、心臓を専門とする医師の大切な使命です。

心臓病治療の最前線

国内での心臓の開胸手術は、年間に約5万例が行なわれています。その内訳は、冠状動脈疾患が2万5000、弁膜症が9000、大動脈瘤が8000で、先天性の心疾患が8000例くらい。一方、心臓カテーテル療法はすでに年間20万例台にのぼります。

心臓外科手術にはさまざまな分野がありますが、歴史の古い順に先天性心疾患、弁膜症、冠状動脈疾患、大動脈瘤、不整脈と進んできました。初期の心臓外科手術とは、心臓の形態的修復を目指すものでした。穴を閉じる、狭いところを広げる、逆流を止める、流れを変える。これが形態的修復の四本柱です。

そういうものをすべてやり尽くして最後に残ったテーマが、動かなくなった心臓すなわち重症心不全をどうするかということです。重症心不全の治療体系を完成させることは、私たちのもっとも現実的な夢でもあります。

かつて心不全は、ジギタリスや利尿剤などの薬物治療しかできない内科の領域でした。

ここ20年ほどの間に確立した心不全の外科には、心臓移植や人工心臓、ペースメーカーなどが含まれます。人工心臓やCRTDの存在からもわかるように、カレルやリンドバーグの時代と比べてもっとも今日的な変化といえば、やはりコンピュータによるところが大きいでしょう。心臓外科の進歩には、コンピュータをはじめ周辺科学の進歩が大きく寄与しているのです。

心臓外科の最前線である心不全の分野は、症例こそまだ少ないものの、さまざまな可能性を含んでいます。たとえばバティスタ手術は、心不全で大きくなった心臓の、動かなくなった心筋を切除して、動く筋肉の割合の高い半分くらいの大きさの心臓にするという手術です。もっとも大事なポンプである左心室を作り直すため、左室形成術ともいわれます。左室形成術はさらに進歩しつつあり大切な手術になってゆくでしょう。

また今後期待されるのが、再生医療です。やがて冠状動脈のバルーン療法の後には、遺伝子を置いてきて新しい滑らかな血管を再生させるというような治療がはじまるでしょう。体外で培養した、血管新生に関係する細胞を注入するという治療法も可能性がある。失われた心筋を生み出そうという研究が、ようやく具体的になってきたところです。

これらは究極の医療として、眼の離せない分野になることでしょう。

6、健康な心臓をつくる

生活習慣病としての心臓病

心臓病の多くは、生活習慣病と総称される病気です。

現在では日本人の死因の3分の1以上を占める生活習慣病には、ほかに糖尿病や脳卒中、高脂血症、高血圧、肥満などがあり、それぞれが深く関わりあっています。これらは本人の責任も多分に認められる病気で、そもそも生活習慣病という言葉ができる前、循環器内科では、心臓病の大きな原因となる高脂血症や高血圧を「自己責任病」と呼んでいたくらいです。

心臓移植の適応を判断する際に、「自己責任で悪くなった患者に、尊い意思で提供された貴重な心臓を使うわけにはいかない」という極論がでたこともあります。実際のところは原因を問わず、緊急性の高さで平等に優先順位が決められていますが……。最近の医療費削減の議論の中でも、生活習慣病の自己負担分はもっと高くして、本人に責任がない病気については安くしよう、という考え方があります。

心臓の病気や手術についての知識が増えれば増えるほど、できればこんな目には遭いたくない、と思われた方も多いのではないでしょうか。

人間は生きている限り必ず老いるものですが、心臓にとっての老化とは動脈硬化です。そういう意味で「心臓病は予防できるか」と問われても、「たいへん難しい」と答えざるを得ません。しかし動脈硬化を最小限に抑えることができれば、最後まで元気に生活していくことができる。

先天性疾患は努力でどうなるものでもありませんが、心臓病の8割を占めるのは動脈硬化性の疾患です。動脈硬化に貢献する最大の因子は生活習慣ですから、これらは努力次第で予防できる病気であるとも言えます。

たばこは厳禁、お酒はセーフ

冠状動脈の動脈硬化に関係する生活習慣といえば、なんといっても喫煙と食生活。ほかに、ストレスや運動不足も挙げられます。

私の外来診察室の机の引き出しには、ライターがいっぱい入っています。ダンヒルでもジッポーでも、なんでもある。みんな、私が目の前で禁煙させた患者さんのものです。「ライターもたばこも置いていきなさい。今日からやめないようなら、もう診療しないからね」と。一方で心臓に悪いことを続けながら、もう一方では治してほしいというのはおかしいでしょう。

たばこに含まれるニコチンには血管の収縮作用があり、血管が収縮すれば血圧が上がって動脈硬化が進みます。さらに喫煙には、血液凝固作用もあります。したがって、心臓病の患者さんがたばこを吸えば、狭心症や心筋梗塞がたいへん起きやすくなる。

たばこがやめられない人には、ニコチンを注射すると冠状動脈がどれだけ攣縮するかという映像をまず見てもらいます。皆さんさまざまな言い訳をされますが、喫煙は心臓にとっては百害あって一利なし。本気で心臓を大事にしたいと思うなら、すぐに禁煙してください。

同じ嗜好品でもお酒は、少量ならばとても心臓にいい飲み物です。アルコールには血管拡張作用がありますので、血圧も少し落ち着く。いい血管拡張剤がない時代には、心不全の子供の治療のために、おしゃぶりにウイスキーを何滴か垂らしたぐらいです。また、一時的に血糖値が下がるという効果もあります。

私は、お酒に関しては自ら「25ccルール」というものを課しています。これは、1日あたり純粋なアルコールで25ccまでなら飲んでいいということ。ビールなら中瓶で1本、日本酒なら1合、ウイスキーならダブルで1杯、ワインならグラス2杯弱です。やや物足りないくらいが、ちょうどいいところではないでしょうか。

赤ワインのポリフェノールは抗酸化力が強いだとか、アルコールを飲むと善玉コレステロールが増えるだとか、さまざまなことが言われていますが、どんなお酒でも量が過ぎれば害が出る。また、遺伝的な体質や体重、性別によって個人差もありますので、その点は注意が必要です。

心臓にいい食事

昭和30年代までの日本では、心臓病というと弁膜症か先天性心疾患ばかりで、狭心症や心筋梗塞などの虚血性心疾患は稀でした。それが昭和40年以降、つまり戦後20年ぐらい経ってから、動脈硬化性の病気が目につくようになってきました。

私が医師になった40数年前、アメリカの心臓病学の教科書には「こんなひどい動脈硬化が実在するのか」というような写真がありました。いまでは日本でも、それ以上の症例を見かけます。ただし、それでもまだ日本人の動脈硬化の進み具合は軽い方で、虚血性心疾患の発症頻度はアメリカの4割程度です。

戦前までの日本人は、おもに菜っ葉と小魚を食べてきました。そんな食生活で育った世代が、丈夫で長生きして、戦後の日本を支えてきたのです。ところがアメリカ式の食生活がもたらされ、肉やパン食が当たり前になった。

1970年代からは、ファストフード店が次々と上陸してきました。今の大人は若いときからハンバーガーを食べ続けて、とうとう中高年になってしまった。若い頃から動脈に負荷をかけてきた世代が、虚血性心疾患の発症のピークを迎えつつあるのです。ファストフードはアメリカが日本を滅ぼすために戦略的に送りこんだものである、というヘンな説があるぐらいで、いまやたいへんな事態を招いています。「本家」の米国でもクリントン前大統領が社会運動を展開し、コーラなどの甘い飲料を公立学校から追放しようとしています。

こうしたことで、旧来の日本型の食生活が心臓にもいいものであったということが、はからずも証明されたのです。

そこにはビタミンやミネラル、食物繊維が豊富な野菜に加えて、低脂肪高蛋白の大豆製品も多い。近海の青魚からは、善玉コレステロール（HDL）やDHAなどの成分がたくさん摂れる。これらはいずれも、コレステロール値を下げる不飽和脂肪酸を含む食品です。それからお米の蛋白質というのが、たいへん身体にいい。実に日本というのは、巧まずしてうまくいっていた国なのです。

控えろ外食、見直せ和食

欧米化された食生活に馴染んでしまった私たちが、具体的に注意すべきことと言えば、まずは高血圧を引き起こす塩分です。

平均的な日本人の1日あたりの塩分摂取量は11〜12gですが、これを7〜10gに控えることが推奨されています。たとえば、野菜にはとても複雑で繊細な味わいがある。いい出し汁を使えば、塩分などなくても素材の持ち味が十分に楽しめます。減塩には香辛料も効果的ですが、なによりも薄味を習慣づけることが重要です。

それから、コレステロールや飽和脂肪酸は高脂血症の原因となりますから、肉の脂身やバター、卵などは摂りすぎないようにする。同じ牛肉を食べるのなら和牛の高級霜降り肉よりはオージービーフの赤身にして、食後のデザートも控える。

本来なら、塩分も食材も把握できる手料理を自宅で食べるに越したことはありませんが、外食するにしてもフランス料理よりは和食の方がいい。もちろん、分量の問題もあります。和食でも丼物などは味付けが濃くて油っこく、野菜も不足しがちですが、和定食などはまるで、お膳の上に完成した小宇宙ともいえるのではないでしょうか。

美食で知られるフランスのリヨンでは、町を流れるローヌ川でおいしい鱒が獲れるそうです。それを、身をほぐして大量のハーブとバターと混ぜ合わせ、魚の形のパイに焼き上げるとか。日本なら塩焼きか素焼きにして、生醤油とすだちをかけて食べるでしょう。日本の食べ方は素朴ですが、健康にはとても良い。そういう習慣を持っていたことを思い出してほしいのです。

心臓にいい食事を一言でいいあらわすならば、「控えろ外食、見直せ和食」ということになるでしょう。印象深い調査結果があります。死別離別を問わず配偶者を失った中年男性は、そうでない人より死亡率が高く、とくに脳血管や心臓の疾患が原因で亡くなっているというのです。精神的な支柱に加え、よい食習慣が失われたことが想像できます。女性についても同様の傾向が見られますが、男性ほどではありません。これからは男性も自分で料理をする習慣を身につけて、和食を作れるようになればいいですね。

ストレスは悪者か

ストレスは万病のもとと言うくらいで、心臓にも悪さをすることがあります。

精神的なストレスが心臓に与える影響として、一番目立つのが不整脈です。皆さんも、気にかかる問題を抱えている時に、脈が乱れたことがあるのではないでしょうか。心臓のふたつの機能、ポンプとリズムのうち、ストレスは特にリズムに影響するのです。

ポンプに関しては直接の影響はさほど見られませんが、高血圧の原因となって間接的に動脈硬化を進めます。また、冠状動脈に重い狭窄がある場合には、交感神経の緊張が高まることによって、狭心症を起こす可能性もあります。

一方で、心臓には適度なストレスが必要であるということが、言えなくもありません。

意思とは無関係に私たちの体を支配している自律神経には、交感神経と副交感神経があります。ある程度のストレスを受けながら活動している昼間は、交感神経が優位の状態にあり、この「戦う神経」に支配されている間、心臓は元気よく働いてくれます。

ところが夜になって、リラックスしてそろそろ休もうかなと思うころ、交感神経と副交感神経とが交替します。こちらは「休む神経」ですから、必ずしも心臓を励ましてはくれない。さらに、睡眠中には脳からの指示も期待できません。それで、真夜中から午前中にかけての時間帯には心臓発作が多く、これをモーニング・サージと言います。突然死も心筋梗塞も、もっとも起こりやすいのは睡眠中から明け方なのです。

精神的なストレスがリズムに影響している場合は、ストレスの原因を取り除くことで解決できますし、心臓を落ち着かせる睡眠誘導剤も有効です。健康な心臓にとってストレスというのは、必ずしも大きな問題ではありません。

心臓に悪いスポーツ

あらゆる生活習慣病の予防に適度な運動が有効であることは、それが実行できるかどうかは別として、誰もが知っています。心臓はあらゆる状況に対応できるように作られた、たいへん適応力の高い臓器です。慣れ次第で、その負荷なりの対応をする。したがって正常な心臓であれば、運動はいくらでもできるのです。

普通の体格の大人で、心臓は1分間に5ℓの血液を送り出しています。その量は、ゴール直前のマラソン選手で10ℓ、臨月の妊婦さんならばなんと15ℓにものぼる。胎児と胎盤が9ヶ月がかりで徐々に大きくなってきたから、こういうことが可能になるわけです。妊婦の息遣いが荒いのは、それだけ心臓に負荷がかかっているためで、心臓病の人が妊娠すると、さらに苦しいことになってしまいます。

肉体的ストレスに関しても、影響が大きいのはやはりリズムの方です。心臓の電気現象については、疲労が作用することは十分にありうる。しかし、肉体疲労によって動脈硬化が進むということはありません。ただし過度の負荷をかけることは、もちろん心臓に問題のある人にはよくない。日中に激しい運動をした晩に、狭心症の発作が出ることもあります。

どんなスポーツでも度が過ぎれば同じですが、なかでも心臓に悪いのは、リズムにいたずらをするタイプのものでしょう。

たとえばゴルフは、フェアウェーで大きく飛ばす時は爽快ですが、いざグリーンに乗ってパッティングとなると、大きな精神的ストレスが生じます。そうすると、不整脈が出たり、血圧が上がることもある。ゴルフを嗜む層が心臓病世代と重なるせいもありますが、パッティングの最中に倒れる人は少なくありません。

一般に、競争を伴うスポーツは心臓に良くないと言えそうです。ゴルフ場に行っても、賭けゴルフの勝敗にキリキリするのではなく、野山の景色を愛でながらウォーキングを楽しめばいいのです。プールでも競泳のように激しく泳ぐのではなく、ぽっかりと水に浮いていればいい。

日常の運動量の1割増し、汗ばむ程度のマイペースでできる運動を、ぜひとも週に1回は行なってください。そして少しでも心臓に心配事があったら、循環器科、心臓内科、ハートセンターなどの診療科を受診することをお勧めします。

コレステロールと血圧は薬で

内臓脂肪型肥満によって、肥満や高血圧、高脂血症、糖尿病などの生活習慣病が発症しやすくなった状態をメタボリック・シンドロームあるいはマルチプルリスクファクター（危険因子重複）症候群といいます。これらの生活習慣病は動脈硬化の危険因子ですから、この状態を防ぐことは心臓の健康のためにも重要です。

メタボリック・シンドロームには次のような、わかりやすい診断基準が設けられているため、健康診断などの結果からすぐに判断できます。

ウエストが男性85㎝以上、女性90㎝以上であること。

さらに、次の①〜③の2つ以上に当てはまるとメタボリック・シンドロームです。

①中性脂肪（トリグリセリド）150㎎／dℓ以上

かつ／または　善玉コレステロール（HDL）40㎎／dℓ未満

②収縮期（最高）血圧130㎜Hg以上

かつ／または　拡張期（最低）血圧85㎜Hg以上

③空腹時血糖１１０㎎／dℓ以上

しかし、どれだけ健康で生活習慣にも気を配っている人でも、ある一定の年齢を越せば血圧は次第に上がってくるし、コレステロール値も高くなってくるものです。血圧は高くなればなるほど血管にストレスが加わり、動脈硬化は進行します。ですから、最大血圧を１２９㎜Hg以下の正常値に抑えておく必要がある。それから、血液中の悪玉コレステロール（ＬＤＬ）の値が高ければ、血管壁にコレステロールがへばりついて動脈硬化を起こします。中性脂肪もぜひ下げたい項目です。

これらに関しては、有望な薬が次々と開発されています。ある年齢になって血圧やコレステロール値が高くなった場合には、薬でコントロールすればいいでしょう。

なかには、「とうとう薬を飲まなきゃならなくなった」とショックを受ける人もいます。しかし人間の体というのは、そもそも50年ぐらいの設計ですから、これも正常な経年的変化のうち。ですから私は、「病気じゃありませんよ。そろそろアンチ・エイジングのことを始めましょうね」と説明することにしています。

いずれは、中年を迎えたら心臓病にならなくても、これらの薬をまとめて健康補助食品のようなものとして服用するようになるかもしれません。

また、血中のコレステロールを吸着する透析器も開発されました。コレステロールが血管に沈着、石灰化してしまう前に除去して、いわゆる「血液サラサラ」にしようという透析です。現在は家族性高脂血症の患者さんだけに使われていますが、これが将来的には誰もが年に1回かかるような、保健的な治療法になっていく可能性もある。定期的にコレステロールを除去して、動脈硬化を予防するということです。

医者にかかるタイミング

このように、心臓病には予防が可能な側面もあれば、不可能な面もあります。そこで大切なのが、万が一心臓に不調をきたした時には、いち早くそれに気付くことです。軽症のうちに発見することができれば、治療や生活習慣の改善によって、より致命的な症状を予防することもできます。

心不全のもっとも典型的な症状は、胸がドキドキして息苦しくなること。いわゆる、動悸・息切れです。単なる不整脈でも心臓がドキドキすることはありますが、心不全ならば必ず動悸がする。また息苦しいというのは、かなり心筋の力が落ちている証拠ですから、病院に来てください。

それから、胸が痛むときはもちろんです。心筋梗塞の痛みは十人十色。胸痛からはじまることが多く、左前胸部や上腕の内側の痛みというのがよく言われます。しかし、歯や胃が痛むこともあり、痛みが上半身のどこから起きても決して軽視できません。

狭心症も心筋梗塞も、初期症状は同じです。狭心症なら、胸痛は数分から10数分で治ってしまいます。30分から1時間経ってもまだ痛みが続くようであれば、かなり危険な状態で、急性心筋梗塞かもしれない。梗塞を起こした範囲が小さければ、それでおさまって陳旧性心筋梗塞になることもありますが、急性心筋梗塞を放置すると2時間で約半数の方が亡くなります。

心臓病を疑って来院した患者さんには、まず「胸部の状態について、ご自分の言葉で表現できることがあったら何でも話してください」と尋ねます。その答えは「モヤモヤ」「不快感」「悪寒」などさまざまで、明確な痛みだけではありません。

心筋梗塞の場合は、「胸全体に重いものを載せたような、圧迫される感じ」とか、「朝から何となく胸部の不快感があった」と表現されることが多い。よりいきいきとした言葉では、「胸になにか大変なことが起きてしまった」というものもありました。まさに胸騒ぎというやつで、その人の背景によってさまざまな表現になる。ここにはとても大事な情報が含まれていますから、こちらも一生懸命に聞くのです。

経験豊かな病院では、チェスト・ペイン・クリニックという、観察クリニックを設けているところもあります。そこに、腹痛も含めた上半身の痛みを訴える患者さんを、とりあえずすべて収容するのです。翌日ごろにはだいたい原因がはっきりしますから、心臓病が疑われれば循環器科に、胃潰瘍や胃穿孔ならば消化器外科に回されることになる。単なる虫歯で歯科に行く人もいれば、肋間神経痛の場合もあります。

普段から自分自身の健康感というものをきちんと持って、「ちょっと違うかな」と思った時は、すぐに循環器系の医師の診察を受けてください。その結果「何もなくて、良かったですね」という話になるのが一番いい。これが、心臓病を見落とさないコツです。

7、もしも心臓病にかかったら

時間との勝負

虚血性心疾患は、ひとたび事が起これば時間がない。このことは、これまでのところで十分理解していただけたかと思います。

急性心筋梗塞以外でも、心臓の病気というのは何しろ急死が多い。重症の不整脈が出て心臓が止まることもあれば、大動脈瘤が破裂することもあります。日本人の死因のなかではがんに次ぐ心臓病ですが、一瞬で育つがんはありません。その点で、がんと心臓病とはまったく異なる性質をもった病気であるといえるでしょう。

自宅や職場など、病院以外の場所で心臓の状態が急変することは、いくらでもあります。そういう時は、医療機関に到着するまでに何分かかるかが勝負になります。

心臓病の発作では、救命率の高いゴールデンタイムは15分と言われています。心室細動の場合はさらに短くて、最初の10分間に電気ショックをかけてやらないと、蘇生の可能性は低い。しかし、倒れた人を発見して、119番に電話して、救急車が来て、病院に運んで、医師が駆けつけるまで、それぞれの段階で数分などはあっという間に過ぎてしまいます。

そのため、病院以前すなわちプレホスピタルの部分がたいへん重要で、この段階で勝負が決まるといっても過言ではありません。心室細動で心肺停止状態に陥ったにもかかわらず、救急隊が到着するまで、その場にいた人が心臓マッサージをしてくれたおかげで、なんの障害も残らず社会復帰する人もいる。その一方で、洗面所で急性心筋梗塞の発作を起こし、たまたま人がいなくて発見が遅れたために助からない人もいます。

ですから循環器病の診療には、総合的な社会のシステムが重要なのです。私たち医師は、その最後のところを担当しているにすぎません。メディカル・コントロール（MC）体制は、救命救急の社会システムです。行政もたいへんに力を入れている分野で、年々著しく進歩しています。

現在では人口100万人に1箇所を目安に、全国で189箇所の救命救急センターが設けられています。やや数が多いのは、地勢が複雑な地域では、必ずしも面積では分けられないためです。規模は小さくても、それをさらに30〜50万人単位に細分しようという計画も進みつつあり、ほとんどの地域で15分圏内に救命救急センターができることになります。これは、新型救命救急センターと呼ばれているものです。

こうして日本は、心臓病の救急診療にとっても、よりよい国になりつつあるのです。こんな国は世界中どこにもありません。

心臓マッサージとは

目の前で誰かが心停止の状態に陥ってしまった時、電気ショックは手近にAEDがなければかけられません。誰でもどこでも行なうことのできる、もっとも基本的な救急救命処置が心臓マッサージです。

仰向けに横たわった状態で胸部を強く押してやると、胸骨というしゃもじのような形をした骨がひしゃげて、心臓は脊椎との間に挟まれて圧迫される。そのことによって血液が心臓から押し出される、というのが心臓マッサージの原理です。心停止から3分以内にマッサージを始めないと、もっとも虚血に弱い脳細胞がまず死んでしまいます。初動の救急救命に関する知識を、もっともっと社会全体に普及させなくてはならない理由です。

それから、呼吸が止まると血液中の酸素がどんどん減少しますから、人工呼吸もしなければならない。鼻をふさいで、口からゆっくりと息を吹き込む。心臓マッサージ15回にマウス・ツー・マウスが2回、これが心肺蘇生法（CPR）の1サイクルです。

実はこの心臓マッサージ、30年ほど前までは開胸式が一般的でした。左第5肋間を切開すると心臓がありますから、それを直接つかんでマッサージする。心停止の状態ならば当然意識もありませんから、もちろん無麻酔です。場合によっては、手近な刃物で消毒もなし。感染症のことは命が助かってから考える、という時代もありました。

今でも手術中に心室細動が起きたら、直接、心臓マッサージをすることもありますが、通常は閉胸式の心臓マッサージが第一選択になっています。

心臓マッサージを行なうのに、特別な資格は必要ありません。とにかく手近にいる人が、すぐやってあげなければならない。心臓が電気的に破綻していて心拍が戻らない場合もありますが、少なくとも脳のためには非常に有効な処置であることに変わりはありません。

心肺蘇生法の指導は、自動車運転免許取得時やダイビングなどのスポーツの講習に組みこまれていますし、自治体やNPOによる講習会も頻繁に開催されています。さらに2003年からは医療関係者の間で、より高度な心肺蘇生法であるACLS（二次救命措置）の普及がはかられていて、医師から看護師や救急救命士、臨床検査技師まで、有資格者はたいへんな速度で増加しています。

アメリカの人気テレビドラマ『ER緊急救命室』のファンが、初めての心臓マッサージで心停止の人を救ったというケースもあります。たとえそれがテレビ画面の中でも、見慣れた光景だったからこそ、パニックに陥ることなく行動に移すことができたと思います。このような啓発も、救急救命のシステムにとっては大切なことです。

救急車で運ばれた場合

かつて救急車の内部は、医療の空白地帯といわれていました。救急救命に必要な医療行為が法律で規制されていたため、単なる搬送手段にすぎませんでした。

しかし現在では、ほとんどの救急車に救急救命士が乗り込んでいます。救急救命士は1991年に誕生した国家資格で、電話で医師の指示を受けることによって、一般の救急隊員には許されていない各種の医療行為を行なうことができます。

患者が無呼吸だったら、気管内挿管をして気道を確保する。そして心電図によって心室細動が判明したら、電気ショックをかける。救急救命士に認められる処置の範囲は飛躍的に広がっていて、2006年からは、止まった心臓を動かすための薬剤を心腔内に注射することもできるようになりました。

プレホスピタルの鑑別診断も進化しているため、その状況に応じて救急隊は搬送先を検討します。最寄りの救急指定病院に運ぶこともあれば、行政の枠を越えても主治医のもとに運ぶこともある。

患者さんがいい状態で病院に届いてくれたら、こちらのものです。しかし、胸痛を訴えて救急車で搬送される患者さんの、10〜15%はデッド・オン・アライバル（DOA）、すなわち病院に到着する前に亡くなるか、少なくとも心肺停止の状態になってしまっているのです。それから、CPRを行なっているケースが30%にのぼります。

それでも、発症から15分の間に病院に着けば、たいていの治療が可能です。冠状動脈に血栓が詰まって完全閉塞を起こした場合でも、30分までなら血栓を薬剤で溶かしたり、カテーテルで吸い取ることもできる。心停止で到着しても、心臓マッサージをしながら、あるいは補助循環を行ないながら、冠状動脈造影を行ないます。ですから、救急の外来から心臓カテーテル室に進む患者さんはとても多いのです。

心臓にいい病院

このため循環器病治療の現場では、当然院内の施設の動線を考えなければなりません。救急車が到着する入り口から、何メートルのところに救急ベッドがあって、医師は何メートル先の当直室から来るのか。カテーテル室までは何メートルで、移動にどれだけかかるか。そういうレベルからきちんと戦略を立てなければ、心臓病の救命はできません。

ですから、総合病院で循環器病を扱うのは、なかなか大変なことです。病棟の改築も容易ではありませんし、たとえ循環器科を設けても、総合病院の中のひとつの診療科として制限がある。管理者が循環器医療の緊急性を十分理解していないと、うまくいきません。「大切なのは循環器だけじゃない」と言われればそれまでですが、救命率が高まらなければ、その施設は評価されないのも事実です。

人間、最後は悪性腫瘍か循環器病で亡くなります。しかも循環器病は、遠くの名医を訪ねるという慢性病ではありません。つまり、心臓病や脳血管病の治療をする病院は15分以内に到着できる「地場産業」でなければならない。ですから循環器科をどう位置づけるかが、その病院の価値を決めるのではないかと思います。

循環器病を扱う病院は、不夜城であるべきです。心臓の発作はいつ起きるか予測がつきませんから、夜中もなるべく多くの若い医師が残っていて、電話が鳴ったら1回で取る。そして、いざ緊急事態が発生したら、ストップウォッチで測りながら1分1秒を争って動く。消防署と同じことです。検査部門、放射線科、手術室、輸血部などが瞬時に立ち上がらなければなりません。循環器病というのはそういう種類の病気であって、たとえば服装についていえば、サンダルなどは循環器科の医師の履くものではありません。

はじめから循環器専門としてデザインされた施設の中には、このような意味でいい病院があります。たとえば東京では足立区の綾瀬循環器病院、新宿から府中に移転した榊原記念病院、それから大崎に東京ハートセンターという施設もできました。西日本には豊橋ハートセンター、滋賀の草津ハートセンターなどもあります。循環器専門病院は全国的に増えつつありますが、ここで挙げたのはすべて私立です。

公営の施設では、とかく「5年後に予算がつくから」というような話になりがちですが、生き残りをかけた私立病院はすぐ行動に移す。より高度な循環器病の診療は、むしろ私立病院でこそ実現すると私は考えています。病院の規模は関係ありません。

循環器科という診療科

心臓の治療にかかわらず、内科と外科は仲がよくないというイメージは従来、根強いようです。内科・外科という分類がもう古いというのは一般的な流れですが、なかでも循環器病治療では両者の領域が大きく重なっている。仮に診療科が分かれていたとしても、双方がいい協力関係にあれば結構です。しかし、そのせいで1分でも2分でも処置が遅れるようなことがあれば、それは改良しなければならない。

私の師である榊原先生は、はじめからそういう考え方をお持ちでした。東京女子医大に日本心臓血圧研究所ができたのが50年前。そこでは当時から、心臓病の患者さんは途中で他科に移送されるようなことはなく、入院から退院まで同じベッドで過ごすことができたのです。

内科医と外科医がそのベッドに出向いて、得意な医療をそれぞれが提供する。当たり前のことのようですが、内科・外科の垣根だとか講座制の壁だとか言っている時代に、外科の主任教授の自由になるベッドがひとつもない病院をつくってしまったのです。これも救命のためでした。

現在私が顧問を務める聖路加国際病院ハートセンターも、循環器内科と心臓血管外科が統合されたセンターで、内科医と外科医が至近距離で仕事をしています。このように、心臓の診療をするという大きなポリシーを持つ心臓科あるいは循環器科という診療科に、循環器病を専門とする各科の医師が集まっていることが望ましい。

それぞれの経験によって、内科が得意だったり外科が得意だったりということはあるでしょう。それぞれの素養を持つ医師たちが、一致協力して診療できる体制であるほうが、救命率がより高まることを日々痛感しています。

繰り返しになりますが、心臓病治療というのは総合的な社会システムです。医師の力量はもちろん大事ですが、もっとも重要なのがシステム。最近は現場も変わりつつありますし、やがて行政も学会も、より救命に適した方向へと考え方が変わっていくでしょう。

手術後に心配なこと

救急車で運ばれたり、あるいは来院して検査を受けた結果、5章で説明したようなさまざまな心臓の手術を受けたとします。手術自体が無事に済んでも、まだ安心はできません。

手術の後には、さまざまな合併症の可能性があります。心臓から押し出される血液の量が低下してしまう低心拍出量症候群（LOS）のほか、心室細動などの致死的不整脈、大量出血、呼吸器不全や腎不全が起きることもある。これらは早急に治療しなければ、死に直結する重大な合併症です。免疫力が低下するために、傷口から感染症を起こしたり、肺炎にかかったりもします。

こうした不安定な容態が数日間にわたって続くため、術後は24時間体制でモニターしなければなりません。急性の重症患者に対して、密度の高い医療・看護を行なうのがICUです。ここは、大きな手術の後で外科的な集中治療を必要とする患者さんが収容されます。CCUは心筋梗塞など虚血性心疾患に特化した集中治療室です。

重症度の高い患者さんが多い心臓の手術では、術後管理に大きく結果が左右されます。熟練した医師と看護師、そして高度な医療設備がそろった集中管理システムのおかげで、手術の成功率は大幅に上昇しています。

また肉体的な問題だけでなく、手術の直後に精神的に不安定になったり妄想や錯乱が出ることもあり、ICU症候群といいます。心臓の手術というのは、精神に影響が及ぶほど負担の大きいものなのです。

心臓リハビリテーション

ICUやCCUから一般病室に移されたら、いよいよ心臓リハビリテーション（心リハ）がはじまります。消化器外科では手術後の患者さんに、腸が癒着しないように、あるいは肺梗塞などがおきないように、ベッドから起きて歩くよう指導する。それと一緒で、心臓の手術を受けた人や心筋梗塞を起こした人にも、早く心身ともに元気になってもらおうという試みです。

アメリカではかなり前から行なわれていたことですが、日本に心リハという概念が定着したのは、ここ20年くらい。日本心臓リハビリテーション学会が結成され、1999年には、心臓リハビリテーション指導士という資格も生まれました。

心リハの目的は、大きくわけてふたつあります。

まずは、心機能を少しでも上向きにすること。終末動脈とも呼ばれる冠状動脈は、詰まってしまえばその先の部分が心筋梗塞を起こします。しかし、閉塞が時間をかけて進んできた場合には、脇の血管が発達して血流が保たれていることがある。側副血行路、すなわち自然にできるバイパスです。

このバイパスを増やすことが、心リハの狙いのひとつです。完全に壊死してしまった部分は駄目ですが、トワイライト・ゾーンのあたりは運動をしたら血流が増える。そうすると、心筋梗塞の範囲が狭くなっていくのです。心臓に1割増くらいの負荷をかけると、側副血行路ができやすくなることがわかっています。

もうひとつは、1日も早い社会復帰です。その人を社会資源として大切にして、積極的に毎日を生きてもらおうということ。せっかく退院しても、またすぐ病院に戻ってきてしまったら医療費もかかる。経済的な観点からも、早めにリハビリをはじめて、早期の社会復帰を促していく時代になりました。いいことだと思います。ただし、安全であることを確認しつつ行なうことと、何か心臓のトラブルが起きたときにすぐ対処できるという大前提が不可欠です。心リハはリハビリテーション部門主導ではなく、循環器科が密接に関与しているべきでしょう。

心リハを開始するにあたっては、まずは運動をしてもいい状態かどうかを診断して、運動量を決めます。そして担当医と指導士の2人がかりで、慎重にプログラムを組む。内容はトレッドミルが主体で、歩くことに尽きます。心臓手術や心筋梗塞の直後ですから、ごく軽い運動からはじめて次第に増やしていく。

退院後も通院しながら続けてもらいますが、週に3回、30分から1時間程度ですから、スポーツ・クラブに通っていると思えばいい。本人のやる気次第ですが、マニアになる人もいます。しかし、無事に社会復帰を果たした患者さんは、次第に心リハに通って来なくなる。リハビリの期間は重症度や年齢によっても千差万別ですが、数週間で退院して、数ヶ月の間に社会復帰していただくのが理想です。

患者の心得

いざ心臓病と診断されたときに、あなたがもし主治医の説明を聞ける状態でしたら、医師が「一緒にこの病気と闘おうね」ということを言うでしょう。信頼に足る医師に出会えたとすれば、それはとても幸運なことですから、ぜひともいい人間関係を築いてください。

患者さんや家族の医療に対する不信感がどうしてもぬぐえなければ、手術をお断りせざるをえない場合もあります。お互いの間に信頼関係がなければ、治療にさまざまな支障が生じてしまうからです。医師の保身のためではありません。

ほかの病気と心臓病の違いといえば、普段はあまり痛みがないことです。熱も出ないから、なかなか実感がわかない。医師から病状について説明を受けても、「ほんとにそんなに重いの?」と思うかもしれません。しかし心臓は非常に大事な臓器ですから、額面どおりに受け取ってもらいたいのです。

心臓の手術をするなどと言われれば、誰でも不安に思うでしょう。でも、そのまま治療を受けなければ、もっと怖ろしい結果になってしまう。

麻酔で意識がない間は、医師が頑張ります。手術が終わって麻酔から覚めて、名前を呼ぶ声が聞こえてきたら、そこから先は患者さん本人の出番です。咳をして痰を出したり体位変換をしたり、お水をのんだり深呼吸をしたりと、頑張ることは沢山あります。

心臓病の治療は、手術さえ成功すれば終わりというわけではありません。危機的な状況からは脱したとしても、病気を引き起こした長い間の生活習慣のこともあり、再手術の可能性と隣り合わせです。通院と薬物治療を続け、再発を防ぐためには摂生が必要となりますし、運動制限などの制約がある場合もある。患者さんが自分の病気について正しく理解している、すなわち病識《びょうしき》があるかどうかによって、自己管理に大きな影響が出てきます。

患者さんのなかには、治療の途中で病院に来なくなってしまう人がいます。それは地理的あるいは金銭的な問題を含む、通院にまつわるさまざまな困難からくる場合もあります。けれども最大の原因は、病識の低さです。これは、病状を説明する医師の方にも責任があるでしょうが、患者さんにも責任があると思います。

仮に病院には来たとしても、通院が1ヶ月に1回だとすると、医師は残りの29日は患者さんの状態を診ていません。検査の数値を見て「薬、忘れたでしょ」と聞くと、「いや、飲んでます。ちゃんと数えて、1日分ずつ整理していますから」と言うけれども、明らかに飲んでいない人も結構います。

こちらは、不摂生や薬の飲み忘れの可能性まで勘定に入れて、治療にあたっているつもりです。しかしなにより大事なのは、患者さん自身の病気に立ち向かう姿勢なのです。医師と患者さんは、対等の関係で病気に立ち向かいます。医師はプロとして精一杯努力しますが、患者さんが真剣に病気と立ち向かうことが、日本の医療の現場を良い方向に変えてゆくことになると思います。

家族の心得

患者さんと医師が主戦力だとすれば、家族は大事な応援団です。心臓の手術は入院期間も長く、心身ともに消耗するもの。そんな時に家族の励ましが必要なことは言うまでもありませんが、退院後や手術を伴わない治療の場合にも、日常的に守らなければならない条件が多いため、家族のサポートが欠かせません。

患者さんは毎月通院して、医師とさまざまなやり取りをしています。ところが10年間それが続いても、家族が1回も病院に来ない場合がある。そしてそういう家族に限って、いざ急変とか手術という時になって「どうしてこんなことになったんですか」と興奮されることもあります。

私は、人生は、病気になることは、そして家族であるということは、そんなものではないと思います。

ダウン症という先天性の病気では、知的発育にすこし遅れが見られ、心疾患を合併することがあります。穏やかで人の良い性格であることが多く、家族はその子を守ってゆくことで、とてもよくまとまっている。他人から見れば障害を持った子供かもしれませんが、家族にとってそんなことは問題ではありません。みなさん「私どもにとっては天使です。失いたくありません」と、心臓病の治療を熱心に望みます。

病気のために家族がひとつになることは、医師としての長い生活のなかでたびたび経験しました。

拡張型心筋症を発症して一度は心臓移植の待機患者となりながら、薬物とペースメーカー治療を駆使して待機リストから外れるまでになった主婦がいます。彼女はその10数年の間、ご主人を支えつつ3人の子育てをし、身体を労わりながらも普通の人生を送ってきました。この春、近況を知らせるお便りが届きましたが、その中に「小柳先生がいつか『家族に病人がいると、その家族はいい家族になるんだよ』とおっしゃって下さったことが今でも忘れられません。私の支えとなっています」と書いてありました。

たとえ数分でも、医師と患者さんはとても大事な情報を含んだ会話を交わしています。是非それを付き添って、聞いていてあげてください。長い間には、病態の移り変わりがあって、治療方法の変遷がある。とくに心臓病の患者さんは、家族に本当のことを言っていないことが多いのです。ある程度の深刻さは伝えても、「いや、大丈夫って言われたよ」と強がってしまう。しかもいざという時には本人とは会話できる状態ではなくなり、家族としかお話しできないという事態になる。

そんな時、家族が患者さんのおかれた状況や治療方針を理解していなかったら、前に進むことはできません。大事な身内の問題なのですから、ご家族の方も数ヶ月に1回は一緒に病院に来ていただきたい。とくに配偶者は応援団長として、きちんと役目を果たしてもらわなければなりません。「一緒に頑張ろうね」と医師が言ったとすれば、こんな意味だったのだと考えてください。

8、どうしても伝えておきたいこと

医療にはリスクがつきもの

この世の中に、100%確実なことなど何もありません。解剖学や生理学などの医学は自然科学ですから、真実はただひとつ。その一方で現実に患者さんの治療にあたる臨床は、医学ではなく、あくまでも限りない理解と技術、つまり医療であると思います。この医学という言葉が多くの誤解を生み、実体の伴わない臨床医学という言葉が、いたずらに世間を惑わせているのではないか。

先日、ある会合で総合電機メーカーの幹部が「医師は〝安全性〟という時、どの程度の安全性を考えているのか。わが社では何十年も前から安全性を考えて仕事をしています」と発言しました。この場合は製品の安全性ですから、純粋な科学の話です。

私は、「もちろん医療も科学的な行為には違いありませんが、限りなく個別的です。ひとりひとりの個の部分を把握して、はじめて治療ができる。だから医療の安全性は、個別的な違いを含めた上での〝安全性〟です」と申し上げました。頷いてくれた人も大勢いましたが、ぜひ理解してもらいたいことでした。

医療に絶対はない。このことは、私がもっとも強調したいことのひとつです。機械だって、故障が起こることもあります。ましてや人間は、ひとりひとり顔が違うように、身体も心臓も違う。それにもかかわらず、医療は100%安全だと誤解をしている人が多い時代となりました。それは、かなり的を外れた誤解です。

日本の企業は、命に直接関わるようなリスクを取りませんでした。今でこそ、テルモと諏訪の小さな町工場であるサンメディカル技術研究所が、人工心臓の開発を進めています。しかし生命維持装置に正面から挑む企業はほとんどなかった。世界に冠たるテクノロジーの国といわれながら、日本はついにペースメーカーを作らずに終わりました。

私たち医師は、そこに命の危険にさらされた患者さんがいる以上、リスクを背負いつつ、最善を尽くすつもりでいます。

インフォームド・コンセントと危険率

そもそも、危険率とか生存率とかいう言葉は、医療にはそぐわないと、私には思われてなりません。もちろんこれらは、医療統計や臨床疫学では大切な言葉でしょう。日本でも医療訴訟が増加しつつあるなかで、手術の際にはインフォームド・コンセントを取っておかないと、たいへんなことになってしまう。でも私は手術の直前に、危険率の話はしてきませんでした。一般論として聞かれたらもちろん答えられますが、それはあくまでも統計上の数値であって、その人自身がどうなるかを判断できるものではないからです。

わざわざ心臓の手術をするということは、ほかに治療手段がないからです。これまでの検査や手術を計画してきた段階で、患者さんも自らが危険な状態に置かれていることは十分に理解しているはず。そこに、わざわざ追い討ちをかけるように危険率の話をする必要があるでしょうか。「100％成功するように、お互い頑張りましょう」としか、言いようがありませんでした。

どんな大手術でも、教科書には誰にでも簡単にできそうなきれいな図が描いてあります。外科医はその図を見て、手術の基本をまず学びます。見事な手術だ、自分もやってみたい、できるかもしれない――。こう考えて若い外科医は自分を励ますわけですし、こうして1人の外科医が誕生します。でもその絵には、ひとつ抜けているものがある。それは、出血です。講演でそう言ったら、会場がドッと沸きました。

このことは、アメリカの著名な心臓外科医デントン・クーリー博士の著書の序文に、ややユーモラスな注意書きとして添えられています。いずれにせよ聴衆の多くは、手術をすれば血が出るものだという当たり前のことを、現実感を持ってイメージしてはいなかったのでしょう。このように、外科の手術は美しい図式のなかにひそむ数々のリスクと、それに対する深い考察と注意から成り立っています。

心臓の手術というのは、ついこの間まで不可能だとみなされてきたものが、今日なんとか形を成してきました。しかし開心術の歴史はせいぜい50年で、まだ完成したわけではありません。医療のなかでもリスクが高い分野であるということは、承知しておいていただいた方がよいと思います。繰り返しになりますが、医療は科学でありながら限りなく個別的で、その個別性を超えて安全を考えつつ行なう「理解と技術」であることを強調したいと思います。

医療教育の真髄

私はこれまでに何千例という心臓手術を経験してきました。多くの症例を経験するうちに、技術も上達しますし、自信も深まります。しかし、どんな医師にも初めて手術をする時がある。世間一般では医師に完全無欠を要求しがちですが、「初めての手術」は次の世代を育てるために必ず通らなければならない道です。

初めての手術を経験しないと、一人前の外科医にはなれません。その時は周囲がさりげなく先回りをして、安全に手術をさせてやる。そうすると、その人は得意満面で「初めての手術を、実力で成功させたぞ」と錯覚するわけです。次に同じ手術をするときに「今日は君が執刀したまえ」と突き放すと、はじめて前回の結果が自分だけの力によるものではなかったことに気付く。こうして医師は、成長していくのです。

もちろん、人体実験ではありません。安全対策を張り巡らせて、チームとしてきちんと医療を行なっているのですが、その中で新人が主導的な役割を果たすこともある。医療の現場には文字で学習するわけにはいかない部分があって、それこそが医療教育の真髄なのです。こうしたことは、亡くなった今野先生から学びました。つまりチームとしては万全の安全対策を本人が気づかないように準備して、実力の110％の仕事を若者にさせるということです。

私が心臓外科の世界に入った頃は、手術野という箱根の山を歩こうというのに、世界地図しかないようなものでした。ところが箱根町の詳細な地図が手に入る現在では、血が一滴もない視野で「その針は、もう1㎜こっち」などという指導を受けている。それからすると、いまの若手には昔の半分くらいの時間で一人前になってほしいものです。そうであっての進歩ですから。

医者のスピリット、患者のスピリット

ある時代の医療のレベルには、その時代の社会の実力が反映します。ロックフェラー財団がカレルとリンドバーグを支援したように、社会全体が真剣に取り組むことによって、医療はここまで進歩してきました。

1982年、ユタ州のソルトレイクシティでバーニー・クラークという歯科医が世界初の人工心臓の手術を受けました。その時、彼のフロンティア・スピリットを取り上げたのが「TIME」誌です。まだ誰も受けたことのない治療を受ける彼を、アメリカ人は称賛したのです。

もちろん彼は術後、メディアに姿を現し語りました。その姿がみなを励ましたことは疑いありません。日本では、臓器移植を受けた方が対外的に元気な姿を見せ、語ってくれることは稀です。移植が成功した背景には、国や医療関係者の努力、そして臓器提供者の尊い意思があったことに鑑みて、ぜひとも自らの貴重な経験を広く社会に語っていただきたいと思います。

一方で、手術を行なうこともスピリットです。東京女子医大にいた頃、私は手術を断らない外科医と言われていました。そこには日本中で断られた心臓病の患者さんが集まってくるのだから、必ず何かしらのことはしてあげたいと思っていたのです。「こうやったらうまく行くかも知れないから、やってみよう」というのが、スピリットです。初めての手術や、あまり勝算のない手術には、それしかありません。

リンドバーグの著書『翼よ、あれがパリの灯だ』の原題は『ザ・スピリット・オブ・セントルイス』で、これは彼が大西洋単独横断飛行に成功した飛行機の名前です。無謀にもみえるリスクを取るのがスピリットなら、そういう人間を熱烈にサポートすることもスピリットです。リンドバーグももちろん偉大でしたが、それに金銭的援助をしたセントルイス市民も偉大だったのです。

そういう風潮が、いまの日本にあるでしょうか。現在の日本では、医療に対する社会の支援はどの国よりもないように思えます。

祈禱師から医師に名前は変わっても、病に苦しむ人を助け、癒すという役割を、同時代の誰かが引き受けなければならないことに変わりはありません。古代ギリシャの医師ヒポクラテスは、医術を「それは病人の痛みを軽減すること」と定義しています。ちなみに、hospitalは「宿を提供し、お世話すること」、therapyは「人に仕える」というギリシャ語が語源です。

私がグランドデザインした循環器病院の基本理念には、このふたつの言葉を入れました。この言葉の意味を忘れなければ、医療関係者に倫理教育をする必要はありません。

時代とともに、医学的知見にも医療技術にも格段の進歩が見られました。他方、人々の考え方や社会にも変化が起こり、医療と人間の関係は大きく変わりました。しかしそうした環境の激変のなかでも、真に求められるものは不変であり、それは卓越した知識と技術を有すると同時に、深い教養、人間性、そして品位に富む医師ではないでしょうか。

患者さんの中には、現在の医療では助からない人もいる。ほとんど可能性のない事態に陥っても、最後まで患者さんの側に立って共に闘うことが医師の倫理です。これは、理工学とは異なる医学の一面でしょう。だから究極のところ医師とは、人を励ます仕事だと思っています。

医療とは限りない理解と技術であり、一方で医師は患者さんを通じてたくさんの人生を体験します。それは科学と人文科学の間にある、ひょっとしたら宗教よりももっと上の何かであるとも感じます。だからこそ、こればかりは「商売だからやってよ」で済む話ではないと言いたいのです。

医師が孤立している環境は、いい医療を育てる土壌ではありません。現実に、医療への批判や訴訟を見て育ってきた現代の医学生たちの間では、リスクの大きい悪性腫瘍や心臓を扱う外科の志望者が激減しています。それは社会全体にとって、大きな損失ではないかと思います。悪性腫瘍や心臓病のために24時間、夜を徹して働く専門家を、社会として持つことができるかどうか。皆さんにも考えていただきたいと思います。

心臓病の未来は明るいか

20世紀の末以降、循環器病治療の分野ではめまぐるしい変化が起きています。分子生物学、遺伝学、人工臓器学、臓器移植学、免疫学、再生医療などを組み合わせつつ、心不全と闘う。そして最終的には救命にとどまらず、患者のクオリティ・オブ・ライフ（QOL）を向上させ、社会復帰を促すことが循環器病治療の真の目的となりました。

心臓病に対抗するための武器も、かなり出揃ってきました。麻酔科学や電気生理学、人工材料学などの周辺科学の進歩によって、薬物や人工心臓が顕著な進歩を遂げ、外科的な技術も完成の域に達しつつある。それから、血液の性質を変える血漿工学というテクノロジーにも期待が寄せられていますし、遺伝子治療と再生医療の研究も進んできて、実用化の一歩手前です。

今後は、これらをより効果的に実戦に用いることができるよう、倫理面の整備を進めなくてはなりません。心臓移植に関しては科学的にも倫理的にもだいたい問題は解決しましたが、遺伝子治療や再生医療となると、まだこれからです。最新の治療法が、妥当な医療費で平等に行き渡るようなシステムも必要です。科学技術としての医学から、社会システムとしての医療へ。そういう部分でも、社会の各層が努力していかなければ実現しないと思っています。

高齢化社会の中で、心臓になんらかの問題を抱えることは、当たり前のことです。緊急時を除いてはためらわれることの多かった高齢者の外科手術も、心室中隔穿孔で94歳、ペースメーカー植え込み手術ならば100歳を超えた例も出てきています。心臓病の主体である虚血性心疾患は、実は感染症のように突然起きる病気ではなくて、必ず前駆症状すなわちなんらかのサインがあります。老化＝エイジングの一部という意味で言えば、注意と観察さえ怠らなければ、心臓病は怖い病気ではありません。

先ごろは老化遺伝子も発見され、アンチ・エイジングの医学が明確に目標として掲げられるようになりました。ある年齢に達した時点で自らの健康について見直して、残りの数十年をどう元気に生活していこうかということを、医師と相談しながらデザインする、そういう時代を迎えたのです。

病気で苦しんでいる人にはなかなか言いにくいことですが、現代の患者さんは、幸せといえば幸せです。心臓の病気というのは、100年前だったら手もつけられない病気でした。私自身が見てきたなかでも、40年前には開心術から生きて戻る人は少なかった。つい20年前だって、いまなら安全な弁膜症や大動脈の病気を「あと10年はもたせたいな」と思いながら手術していました。それが、いまでは「生涯治療計画」などという言葉が使われるようになっています。

心臓病の治療の世界では、現在の1年はかつての10年に相当します。心臓に関するほとんどの問題は、おそらく今後10年で解決するでしょう。私が見てきた「暗黒大陸」の時代も面白かったけれど、これからはほんとうに面白いだろうと思います。

おわりに――「40歳の成人式」のすすめ

最近では病棟を回診しても、ほとんどの患者さんが自分より年下になってしまいました。私が70歳という年齢に達したせいもあるかもしれませんが、40代や50代の働き盛りで心臓病で倒れる人が本当に多い。日本人が心臓病を発症する年齢は年々下がっていて、かなり危機的な状況です。健康維持を目的とした、啓発の場が必要でしょう。

そこで提唱したいのが、「40歳の成人式」です。

20歳になった若者が集まって成人式をやるように、もう20年経って40歳になったら、今度は記念品の代わりに健康手帳をもらって検診を受けて、私のような人間の話でも聴いてもらう。私も時々、市民健康講座などで健康に関するお話をしますが、聴衆が年配の方ばかりなのが残念です。自治体に音頭を取ってもらい、40歳になった記念式典などを設けて、より若い人たちに向って話したいものです。

成人式では「みんな頑張れ」という激励の祝辞が多いけれど、人間の身体は個人の財産であり社会資本でもありますから、「動脈硬化は今日から始まっていますよ」という話もすべきでしょう。そして、その日からコレステロールと血圧、血糖の値に気を配って適度な運動を心がけ、年に1回は栄養士の栄養相談と、スポーツ・インストラクターの指導を受けるのです。

40歳の時点であれば、生活習慣病を予防するにも、かろうじて間に合う。すでに動脈硬化や高血圧が進んでしまっている人でも、早期発見し、生活を修正することによって回復が可能な年齢です。80年の人生の折り返し地点としても、40歳というのは健康上のひとつの区切りであり、もっともっと自分の健康や体のことを自覚するべき年齢なのです。

自らの健康と病気に対する正しい認識を持ち、適度な緊張感を持ってそれから先の人生を送っていただくためにも、ぜひともこの「40歳の成人式」を広めたい。それは働き盛りの人材を守るという意味でも、医療費の削減という意味でも、社会資源の節約のためにも欠かせないことです。20歳の成人式に使う費用があったら、各自治体は「40歳の成人式」をやるべきだと、声を大にして言いたい。

40歳というのは、とても大事な年齢です。人生を長くするかどうかの分岐点だからです。若いうちは体力にまかせて無茶をしても、40歳を過ぎたら守りに入ると、その人の老後はとても良いものになると思います。40歳は確かにまだまだ若い。でもそこで一歩立ち止まって自省することが、知恵ではないでしょうか。人間の身体には限界があり、無限ではないのだと気づく人が、本当に賢明な人間だと思うのです。

それでも病気になってしまったときには、絶対に心臓病では命を失ってほしくないという覚悟で日夜はたらいている、私たち循環器病の専門医がいます。もちろん心臓病が怖くないとは言いません。しかし、たくさんの知恵と武器を持っている現代の私たちが、心臓病で命を落としてしまうのはあまりにもったいない。これを、『心臓にいい話』の結語としたいと思います。

ちなみに本書は新潮社の石井昂氏、後藤ひとみ氏の才能と人間力、東京女子医科大学松田直樹氏の学識、そして映画評論家の貝山知弘氏の励ましがなければ陽の眼を見ることはありませんでした。心からの感謝を込めて。

2006年8月

小柳　仁

小柳仁　1936（昭和11）年、新潟県生まれ。新潟大学医学部卒。東京女子医科大学日本心臓血圧研究所教授を経て、東京女子医科大学名誉教授、聖路加国際病院ハートセンター顧問。著書多数。

Ⓢ新潮新書

181

心臓《しんぞう》にいい話《はなし》

著者　小柳《こやなぎ》　仁《ひとし》

2006年9月20日　発行

発行者　佐藤隆信
発行所　株式会社新潮社
〒162-8711　東京都新宿区矢来町71番地
編集部(03)3266-5430　読者係(03)3266-5111
http://www.shinchosha.co.jp

印刷所　株式会社光邦
製本所　憲専堂製本株式会社

ISBN4-10-610181-5 C0247

Ⓢ新潮新書

015 生活習慣病に克つ新常識 まずは朝食を抜く！ 小山内博

まだ朝食を食べていますか？ 元手も手間も不要。がん、糖尿病、肝炎、腎炎、肩こり、腰痛等々、あらゆる生活習慣病を防ぐための画期的健康法とは――。

017 元気が出る患者学 柳田邦男

正確に病気や治療法を知るための知識から、医療者との接し方、いかにして「生きがい」を見つけるかにいたるまで。〝賢く病気と付き合う〟ガイドブック。

025 安楽死のできる国 三井美奈

永遠に続く苦痛より、尊厳ある安らかな死を。末期患者に希望を与える選択肢は、日本でも合法化されるのか。先進国オランダに見る「最期の自由」の姿。

035 モナ・リザは高脂血症だった 肖像画29枚のカルテ 篠田達明

右手指が六本あった秀吉、高血圧症の信長、G・馬場顔負けの巨人だった宮本武蔵、アレクサンダー大王は筋性斜頸……。現代医学が語るもう一つの人物伝。

039 現代老後の基礎知識 井脇祐人・水木楊

小寺清、2005年2月定年。妻あり、ローンあり、再就職先なし。小寺の物語と易しい解説の組み合わせで、定年前後の諸問題に答える画期的な一冊。明快さ、空前絶後！

Ⓢ新潮新書

048 **酒乱になる人、ならない人** 眞先敏弘

日本人の六人に一人は「酒乱」て本当？「酒乱遺伝子」をもっていて「下戸遺伝子」がない人は「酒乱」になる宿命？「酒豪」も遺伝子のなせるワザ？ 最新研究による驚愕の事実。

077 **団塊老人** 三田誠広

貯金を使い切る。趣味に生きる。夫婦で旅行する。親と子供にはお金は使わない——迫り来る大量定年に備え、同世代の著者が団塊たちに提案する、積極的な老後の哲学。

086 **さらば歯周病** 河田克之

今や国民病と呼ばれる歯周病こと歯槽膿漏。二十余年の治療実績から著者が得た結論は——「歯磨き信仰は捨てなさい。毎月、歯石をとるというメンテナンスしか方法はない」。

090 **今すぐできる体質改善の新常識** 小山内博・高木亜由子

薬、健康食品、サプリメントは一切要りません。アレルギー、アトピー、腰痛、糖尿病、肥満など、あらゆる問題を解決する「一生モノ」の健康法を豊富な実践例と共に紹介。

098 **戦国武将の養生訓** 山崎光夫

曲直瀬道三、「日本医学中興の祖」の説く健康法とは、衣食住の何事にもほどほどを心がけた生活と、正しい男女の交合だった。信長・秀吉・家康が頼りにした養生法をひもとく。